Dr Lucien HEFTLER

Le Traitement
Balnéo-mécanique
des *Affections chroniques*
du Cœur

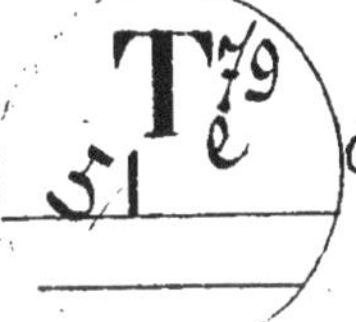

Octave Doin, Editeur, 1900.

LE TRAITEMENT

BALNÉO-MÉCANIQUE

DES

AFFECTIONS CHRONIQUES DU CŒUR

LE TRAITEMENT

BALNÉO-MÉCANIQUE

DES

AFFECTIONS CHRONIQUES DU CŒUR

(MÉTHODE SCHOTT, DE NAUHEIM)

PAR

LE Dr LUCIEN HEFTLER

De la Faculté de Paris.

Avec 74 figures dans le texte

PARIS

OCTAVE DOIN, ÉDITEUR

8, PLACE DE L'ODÉON, 8

1900

PRÉFACE

Ce travail, que je soumets au monde médical français, est le fruit de mon expérience personnelle. Durant deux séjours que je fis aux bains de Nauheim pendant les étés de 1898 et 1899, j'eus l'occasion, grâce à l'obligeance de M. le professeur Schott, de prendre de nombreuses obser-vations sur les malades de sa clientèle et de suivre quelques-uns de ces malades pendant deux saisons con-sécutives. Les autres observations ont été faites à Paris. Je me suis borné à relater les faits vécus. C'est un résumé fidèle, un compte rendu sincère des résultats que m'a donnés la nouvelle méthode thérapeutique que j'apporte ici. Je suis sûr que ceux de mes confrères qui prendront la peine de l'appliquer à leurs malades s'en trouveront bien et s'acquerront leur reconnaissance.

Paris, janvier 1900.

LE TRAITEMENT BALNÉO-MÉCANIQUE

DES

AFFECTIONS CHRONIQUES DU CŒUR

(MÉTHODE SCHOTT, DE NAUHEIM)

CHAPITRE PREMIER

LE TRAITEMENT DE SCHOTT

HISTORIQUE

Le traitement des affections chroniques du cœur par la méthode balnéo-mécanique, dans sa forme actuelle, est de date récente. Après différentes tentatives faites en France dans cette voie thérapeutique, c'est en partie à Beneke et principalement aux frères Schott que revient le mérite d'avoir étudié l'application des bains chlorurés sodiques à ces états pathologiques.

Beneke a constaté fortuitement que les rhumatisants atteints en même temps de lésions valvulaires récentes non seulement supportaient sans aucun inconvénient les bains salés, mais en retiraient un certain bénéfice. Cette découverte l'encouragea à employer méthodiquement ces bains. Il publia les résultats très favorables qu'il obtint, mais le monde médical fit un accueil des plus sceptiques à la publication de Beneke.

Le grand mérite d'Auguste Schott et du professeur Théodore Schott est d'avoir vaincu par une série de travaux l'indifférence des médecins à l'égard de la nouvelle méthode. Ils ont, de plus, introduit dans la thérapeutique des maladies chroniques du système circulatoire l'élément gymnastique, sous forme de mouvements actifs avec emploi de résistance manuelle.

ÉLÉMENTS DU TRAITEMENT

Le traitement connu actuellement sous la dénomination de *méthode Schott*, tel qu'il est pratiqué dans la station thermale de Nauheim, se compose de deux parties distinctes, à savoir : *des bains et de la gymnastique*. Ces agents thérapeutiques sont généralement employés simultanément. Mais dans certains cas il y a avantage, surtout au commencement de la cure, à ne se servir que de l'un des deux moyens, des bains principalement. Je citerai cependant dans le cours de ce travail, entre autres, un cas d'insuffisance mitrale arrivée à la période d'asystolie dans lequel je n'ai eu recours qu'aux exercices gymnastiques qui seuls ont fait tous les frais du traitement. Il est très difficile de donner une règle générale de conduite à tenir à cet égard. Tout ce que l'on peut dire c'est que les deux éléments de la méthode se tiennent, se complètent réciproquement. Une certaine pratique est évidemment nécessaire pour bien préciser les indications de l'un ou de l'autre ou des deux éléments de la méthode, mais on y atteint très rapidement.

CHAPITRE II

LES BAINS

A. — Nature et mode d'emploi des bains de Nauheim

Les *thermes de Nauheim* appartiennent à la catégorie des eaux chlorurées sodiques calciques, à thermalité variable, tenant en solution et en suspension de l'acide carbonique.

La teneur en chlorure de sodium est, pour les deux principales sources, les fontaines n°s VII et XII, de 22 à 30 grammes pour un litre d'eau, celle en chlorure de calcium est, pour la même quantité d'eau, de 1 gr., 70 à 2 gr., 50. Abstraction faite des petites quantités négligeables d'autres sels, il entre, en outre, dans la composition de cette eau 2 gr., 50 de bicarbonate de calcium par litre.

Le gaz acide carbonique varie entre 1456 et 1592 centimètres cubes par litre d'eau ; une quantité notable s'y trouve à l'état libre et s'échappe aussitôt que la pression sous laquelle il est maintenu en solution cesse d'agir.

La température des eaux au moment de leur émergence du sol est, suivant les sources, de 31°,6 à 35°,3 centigrades.

Les bains sont employés principalement sous trois formes différentes :

1° Le *bain* dit « *Thermal-bad* » provient des sources VII et XII, après que celles-ci ont été plus ou moins complètement privées de leur acide carbonique ;

2° Le *bain gazeux* dit « *Sprudel-bad* » est également tiré de ces mêmes sources mais il contient, à la différence du précédent, un volume considérable de gaz acide carbonique ;

3° Le *bain gazeux à eau courante* dit « *Sprudelstrombad* », qui est le moins employé des trois, car les médecins de la station y ont rarement recours à cause de sa trop grande intensité.

Voici de quelle manière ces bains sont utilisés :

Généralement on les administre par séries de trois séparées entre elles par un jour de repos. Quelquefois on est obligé de procéder avec plus de ménagement et on accorde au malade un jour franc après deux bains seulement. Rarement il faut alterner les bains et les jours de repos. Les sujets nerveux sont particulièrement susceptibles et l'on doit se montrer à leur égard très prudent au commencement. Une fois l'accoutumance obtenue, on peut sans hésiter augmenter le nombre des bains de chaque série, jusqu'à concurrence de quatre, cinq au maximum.

Les premiers bains, au nombre de 9 à 12 environ, sont préparés avec de l'eau complètement privée de gaz, pure ou coupée d'eau ordinaire dans une proportion qui varie avec l'état du malade et sa susceptibilité, puis on passe aux bains effervescents et finalement, dans quelques occasions seulement, aux bains effervescents à eau courante.

La durée de chaque bain suit une proportion ascendante; de sept à huit minutes au début, elle va pendant le cours du traitement en augmentant jusqu'à quinze et vingt minutes, surtout si le malade peut supporter en même temps un abaissement de la température de l'eau.

Après chaque bain, le malade est tenu à se reposer pendant une heure à la chambre, autant que possible au lit.

B. — Bains de Nauheim artificiels

D'après la description que nous venons de donner des eaux minérales de Nauheim, il est facile de concevoir que leur composition, en ce qui concerne les éléments réellement efficaces au point de vue thérapeutique, peut être aisément imitée.

I. — *Bains salins, non gazeux.*

En prenant comme base de calcul une baignoire de 300 litres, on peut établir une échelle de solutions exactement titrées et correspondant à toutes les variétés de bains administrés à Nauheim. Ainsi pour le volume d'eau ci-dessus indiqué, une addition de 3 kilogrammes de sel marin et de 300 grammes de chlorure de calcium, constituerait la concentration équivalente à un bain thermal faible de Nauheim. C'est avec ce genre de bain, obtenu en mélangeant les eaux de l'une des deux sources VII et XII avec une quantité égale d'eau ordinaire, que les médecins de cette station thermale commencent fréquemment la cure balnéaire.

En doublant ou en triplant les constituants salins, ou l'un d'entre eux, on obtient une grande variété de moyens thérapeutiques. Pour obtenir un bain se rapprochant de très près de celui de la source n° VII privé de son acide carbonique, on prendra, pour 300 litres d'eau, 6 kil. 500 grammes de chlorure de sodium et 500 grammes de chlorure de calcium.

6 kilogrammes de chlorure de sodium et 690 grammes de chlorure de calcium donneraient un bain analogue à celui de la source n° XII, privé de l'acide carbonique.

II. — *Bains salins, gazeux.*

L'élément caractéristique des eaux de Nauheim est constitué, comme nous l'avons dit plus haut, par leur richesse en gaz acide carbonique, en grande partie absolument libre. Il va sans dire que la production artificielle de ce gaz ne peut pas présenter de grandes difficultés. En effet, en ajoutant aux ingrédients salins dont nous venons de parler une quantité variable de bicarbonate de soude et d'acide chlorhydrique du commerce, on obtiendra un dégagement d'acide carbonique plus ou moins considérable.

Comme pour les bains précédents, différents degrés de bains

gazeux peuvent être préparés. Ainsi, pour un bain effervescent faible, on dissoudra en même temps que les sels que nous venons d'indiquer 250 grammes de bicarbonate de soude et, avant d'entrer dans la baignoire, on versera rapidement sur la surface de l'eau 350 grammes d'acide chlorhydrique (à 25 p. 100); pour un bain effervescent moyen, on doublera les doses ci-dessus indiquées et pour un bain effervescent fort, on les quadruplera.

Ces bains artificiels sont administrés de la même façon que les bains naturels. Leurs effets physiologiques et thérapeutiques sont, de l'avis des médecins mêmes de Nauheim et en particulier de Schott, absolument identiques à ceux produits par les eaux naturelles. Il y a à cela une raison péremptoire et le fait n'a rien de surprenant pour qui a étudié sérieusement les conditions matérielles des installations balnéaires de Nauheim. En effet, l'eau des fontaines VII et XII qui y est employée pour les bains dits « Thermal-bad » n'est point naturelle elle-même dans le sens strict du mot, c'est-à-dire telle que la nature la fournit. En réalité elle a subi, avant d'être utilisée, des modifications essentielles qui ont changé profondément ses caractères physiques.

Les deux sources dont il est question s'échappent du sol sous la forme d'un jet vigoureux, atteignant (source XII) la hauteur de 14 mètres, pour retomber dans de grands bassins exposés à l'air libre. Deux faits se produisent alors. D'abord l'acide carbonique se dégage presque complètement au moment même où la haute pression sous laquelle il se trouve maintenu en solution cesse de s'exercer, c'est-à-dire au moment de l'émergence du sol. Ensuite et comme conséquence de ce phénomène, le bicarbonate de fer est précipité sous forme de peroxyde de fer qui donne à l'eau, originairement limpide, un aspect jaune sale. Ce n'est qu'après avoir subi ces changements et avoir séjourné plus ou moins longtemps dans les bassins que l'eau est distribuée dans les différents établissements balnéaires. Elle est donc, au moment de son utilisation thérapeutique, profondément adultérée et ne peut plus être considérée comme absolument naturelle ; en réalité elle ne présente qu'une solution saline d'une concentration donnée.

Elle n'en est pas pour cela moins active.

Dès lors, rien de surprenant à ce que la même solution préparée et employée à domicile produise les mêmes effets qu'à Nauheim.

Il peut au surplus se présenter telles circonstances qui militeraient en faveur d'une cure à domicile de préférence à un déplacement en pays étranger, déplacement quelquefois lointain, toujours sujet à plus ou moins d'inconvénients, sans parler de l'impossibilité où certains malades se trouvent de quitter leur résidence soit à cause de la gravité de leur état, soit pour toute autre raison.

Il ne faut pas non plus perdre de vue une catégorie de malades très intéressants et, hélas, toujours trop nombreux, à qui leurs moyens matériels restreints ne permettent pas d'affronter les dépenses exagérées d'une cure dans une station thermale.

C. — Effets physiologiques des bains chlorurés sodiques

Passons en revue les phénomènes qui se manifestent au cours d'un bain salé et immédiatement après celui-ci. Nous constaterons les faits suivants :

1. *La fréquence des mouvements respiratoires diminue.* — Le premier effet produit par l'immersion dans un bain salé à la température moyenne est une impression de fraîcheur. Le malade est légèrement oppressé. Au bout de trente secondes à une minute de séjour dans l'eau, une sensation de chaleur très agréable gagne la surface entière du corps. L'oppression disparaît ; la respiration reprend d'abord son rythme antérieur pour s'abaisser pendant la durée du bain de plusieurs mouvements par minute et devenir plus profonde.

2. *Le nombre des pulsations artérielles diminue.* — C'est

un fait qu'on constate avec une très grande régularité, non seulement dans les différentes affections chroniques du cœur et des gros vaisseaux, mais aussi chez l'homme sain. Il se manifeste souvent après deux ou trois minutes de séjour dans le bain et atteint son maximum d'intensité après dix minutes d'immersion. Fréquemment on voit se produire des différences de 20 à 30 pulsations dans la minute. Citons quelques exemples : chez un de mes malades atteint d'insuffisance mitrale et de rétrécissement de l'orifice aortique, j'ai noté immédiatement avant son premier bain 90 pulsations et, après 8 minutes d'immersion, 72 seulement. Immédiatement avant le deuxième bain, le même malade n'accusait que 84 pulsations et, après 8 minutes d'immersion, 68 pulsations. Chez une petite fille de 11 ans atteinte d'insuffisance mitrale, le pouls radial est tombé, après un bain de 10 minutes de durée, de 112 à 90 pulsations dans la minute. Dans un cas de dilatation considérable de l'aorte ascendante, la fréquence des pulsations baisse de 96 à 68.

La durée de cet effet sédatif du bain sur le système circulatoire se prolonge pendant plusieurs heures ; on peut encore l'augmenter par le repos que le malade est tenu à observer après son bain.

3. *Le volume des artères périphériques augmente.* — Au moment de l'immersion, le pouls radial subit un effet de vaso-constriction coïncidant avec la sensation de froid ressentie par le malade. Il devient petit, dur, concentré. Au bout de très peu de minutes, l'effet contraire se produit, le pouls devient ample, mou, plein.

Ce phénomène est constant; on l'observe chez tous les malades. Il va de pair avec la diminution de fréquence et persiste pendant une ou plusieurs heures après la fin du bain.

En voici un exemple :

Dans un cas de myocardite scléreuse, à forme arythmique que j'observe depuis plusieurs années et qui, avant d'être soumis à une cure de Nauheim, avait été traité par la médication classique, j'ai pu suivre les effets du traitement balnéaire de très près. Comme je viens de le dire, il s'agissait d'une arythmie très prononcée. Les radiales étaient très petites, molles, difficiles à palper, surtout à gauche. A la fin d'une première série de 30 bains, les deux artères radiales ont doublé leur volume et, de ce fait, leurs pulsations non seulement sont devenues très accessibles à la palpation, mais même visibles à l'œil nu. Ce résultat, loin d'être passager, s'est maintenu pendant tout le cours d'une année qui s'est écoulée entre deux séjours à Nauheim.

4. *La tension artérielle augmente.* — A l'aide du sphygmomanomètre de Potain que nous avons employé un très grand nombre de fois, immédiatement avant et après le bain et, pour nous assurer de la durée du phénomène, après le repos du malade, c'est-à-dire une à deux heures plus tard, nous avons pu constater une augmentation de la pression sanguine dans la radiale allant de 1 à 3 centimètres de mercure. Très souvent le fait est facile à percevoir par la palpation immédiate sans que l'on ait besoin de recourir au manomètre. Nous n'avons jamais pu enregistrer des élévations de 4, 5 et même 6 centimètres que certains auteurs affirment avoir trouvées.

Les tracés sphygmographiques pris dans les conditions de temps mentionnées ci-dessus accusent quelquefois une augmentation de la ligne d'ascension de plusieurs millimètres.

Les tracés ci-dessus serviront à illustrer les faits que nous avançons.

Observation I. — Dilatation du cœur. Insuffisance fonctionnelle de la mitrale.

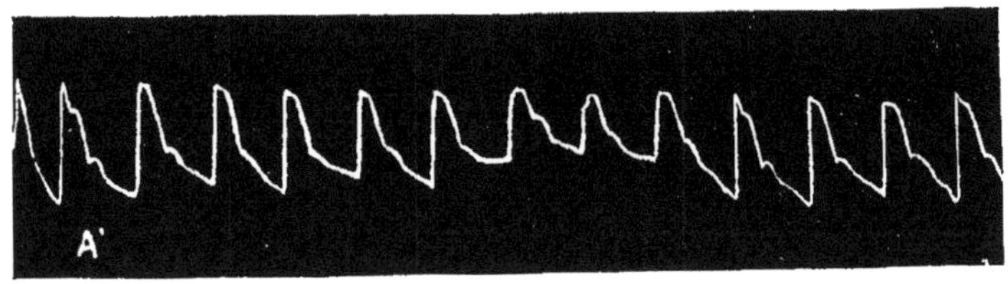

Fig. 1. — Avant le bain.

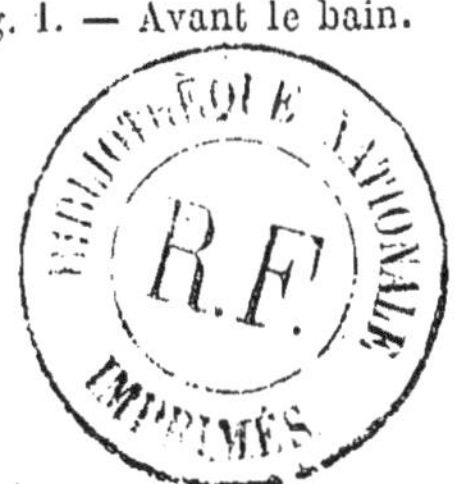

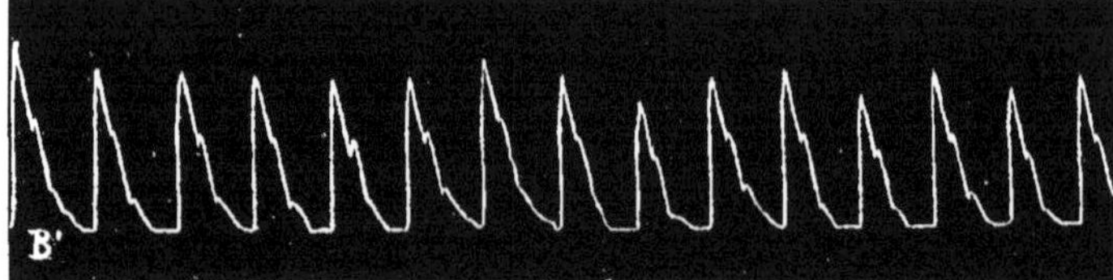

Fig. 2. — Après un bain salé non gazeux. Il suffit de regarder ce tracé pour se convaincre de l'augmentation considérable de la pression artérielle. Nous regrettons que les circonstances ne nous aient pas permis d'en mesurer exactement le degré.

OBSERVATION II. — Insuffisance mitrale. Rétrécissement de l'orifice aortique. Hypertrophie gauche.

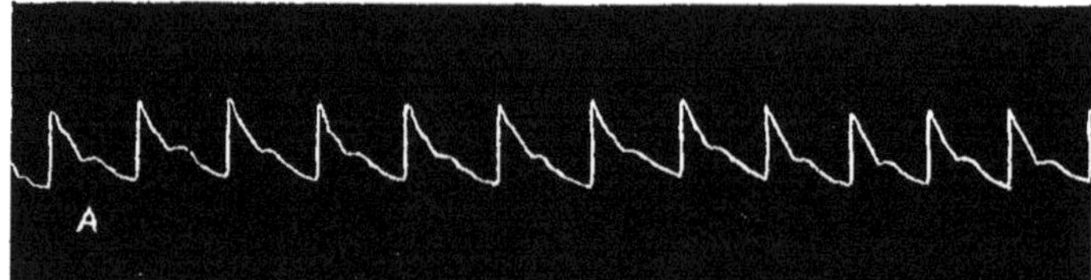

Fig. 3. — Avant le bain : tension 13.

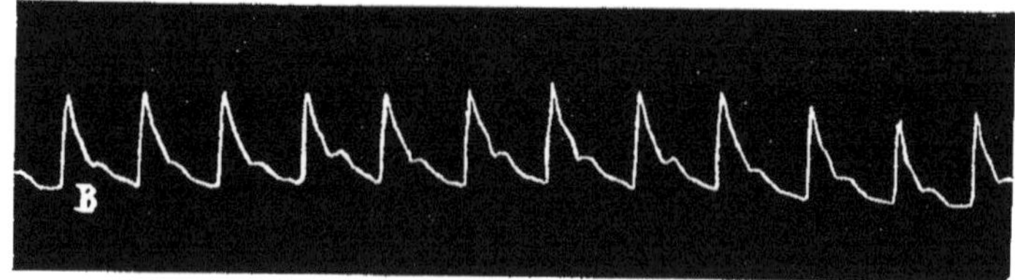

Fig. 4. — Après un bain de 10 minutes de durée : tension, 14.

OBSERVATION III. — Bradycardie à la suite d'une attaque d'influenza.

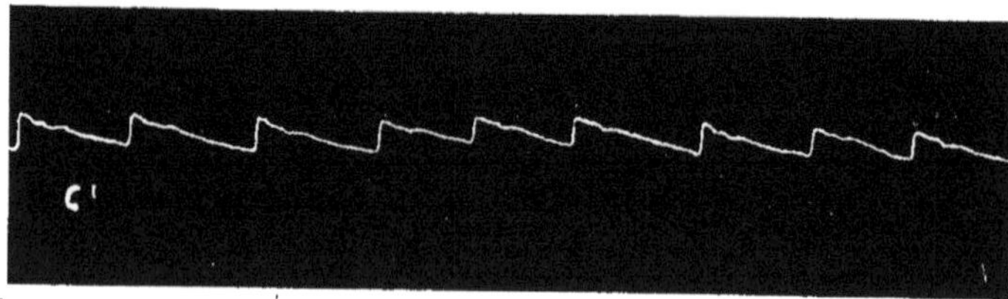

Fig. 5. — Avant le bain : tension, 12 centim.; pouls, 44.

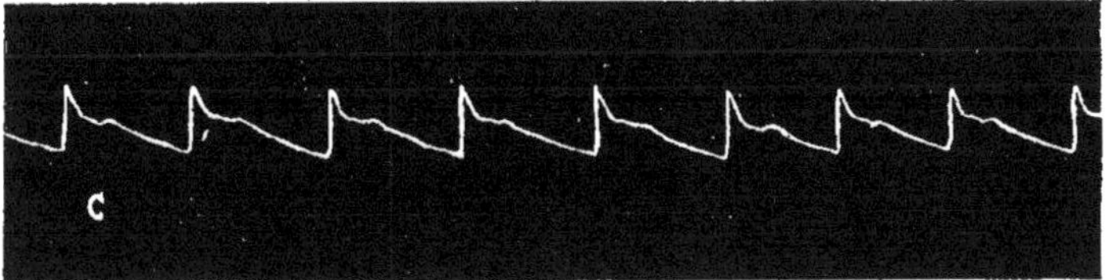

Fig. 6. — Après un bain salé non gazeux : tension ; 14, pouls 54.

Observation IV. — Myocardite.

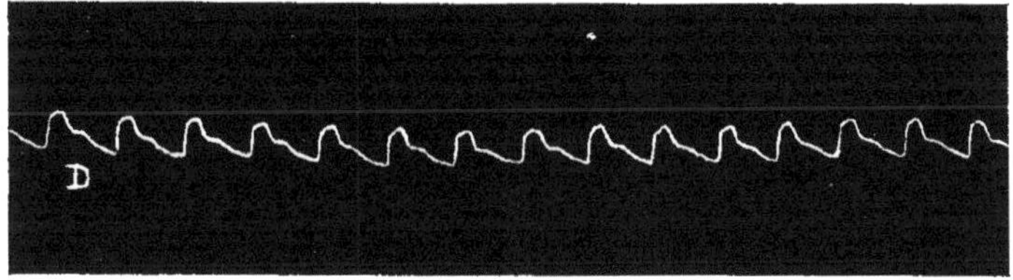

Fig. 7. —Avant le bain : tension, 18 ; pouls, 72.

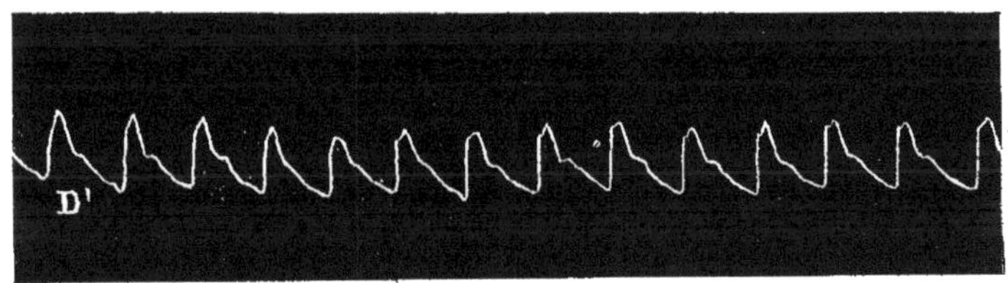

Fig. 8. — Après un bain salé, non gazeux de 12 minutes de durée :
tension, 20 ; pouls, 66.

Dans une expérience faite sur un jeune garçon de quatorze
ans atteint d'insuffisance mitrale, la tension s'élève à 14 centimètres après le bain, en augmentation de 2 centimètres.

Le phénomène dont nous venons de parler se produit dans
la grande majorité des cas bien observés. Il n'est cependant
pas aussi régulier que la diminution de la fréquence du pouls.

La durée du phénomène est variable, elle se prolonge pendant quelques heures; elle est, en tout cas, supérieure à l'augmentation de la tension artérielle produite par les exercices gymnastiques qui, elle, est en revanche plus forte comme intensité.

5. *L'énergie de la systole cardiaque augmente.* — L'élévation de la pression sanguine dont il vient d'être question dans le précédent paragraphe a pour cause, cela va de soi, l'accroissement de l'intensité des contractions du cœur.

En effet les tracés sphygmographiques que nous venons de donner montrent que les deux phases de chaque révolution cardiaque s'accomplissent d'une manière plus complète, et par conséquent plus lente : la systole est plus énergique et, par là, la déplétion des cavités cardiaques plus complète, la diastole est plus longue. Il en résulte cette conséquence très importante au point de vue thérapeutique, que le cœur travaille avec moins de fatigue et plus d'effet utile en ce qui concerne l'irrigation tant des organes en général que de son propre tissu musculaire. Plus loin nous aurons l'occasion d'attirer l'attention du lecteur sur les conséquences ultérieures de cette accélération de la nutrition propre du cœur.

Il n'est point nécessaire d'ajouter que le phénomène dont nous parlons ne peut se produire complètement qu'à la condition que le tissu musculaire du cœur ait conservé un certain degré de contractilité. Car il est évident qu'une dégénérescence graisseuse ou scléreuse qui aurait envahi ou détruit la majeure partie du myocarde rendrait de prime abord, impossible l'énergique contraction de l'organe. Un modus procedendi tout particulier est indiqué dans ce cas. Il faut d'abord ne demander au cœur affaibli qu'un effort modéré et, par un entraînement progressif, développer sa force motrice.

6. *Le volume du cœur (dilaté) diminue.* — Une controverse très vive s'est engagée à ce sujet. Le fait a été contesté, surtout par des objections théoriques. Mais de quelle valeur peut être un raisonnement, si spirituel et logique fût-il, quand le fait clinique positif se charge de le réfuter ? Or, des observations nombreuses que j'ai recueillies durant mes séjours à Nauheim et sur mes malades soumis, à Paris, au traitement par les bains artificiels me permettent d'affirmer la réalité de la diminution du volume du cœur ectasié. J'ai toujours percuté

mes malades avec le plus grand soin avant et immédiatement après les bains, soit par les moyens classiques, soit à l'aide du phonendoscope de Bianchi et en contrôlant les résultats obtenus les uns par les autres. La belle découverte de Rœntgen nous a donné le moyen de vérifier le fait sur le vivant. Le professeur Schott a fait de nombreuses expériences radiographiques et radioscopiques qu'il a publiées à différentes reprises. Elles confirment absolument les résultats de la percussion.

On a prétendu que la diminution de l'aire de matité précordiale enregistrée comme résultat des bains serait due, non à une réduction réelle du volume du cœur, mais plutôt à ce fait que les poumons se dilateraient et recouvriraient une plus grande partie de la surface antérieure de cet organe.

Cette objection serait juste si nous n'avions pris en considération que la zone de matité absolue, si nous avions basé notre affirmation sur la réduction de cette zone et non sur la matité totale du cœur et si les limites des poumons, exactement notées au début et à la fin de l'expérience, étaient changées dans leur rapport avec les organes voisins et spécialement avec le cœur. Or, tel n'est pas le cas. Nous avons souvent pu voir que quand, par exemple, une dilatation du cœur était compliquée de congestion hépatique, la limite inférieure du foie remontait vers les fausses côtes, tandis que la limite supérieure ne subissait aucun changement de position ou remontait même quelquefois vers le mamelon. On comprend que si les bains et la gymnastique de résistance augmentaient le volume des poumons sans influer en aucune façon sur l'ectasie cardiaque, le diaphragme devrait être repoussé en bas et le foie, par conséquent, effectuer un mouvement de descente. Or, le contraire se produit : les limites des poumons ne se déplacent point et le cœur se rétracte.

La diminution de la matité cardiaque totale se fait surtout sentir dans le diamètre transversal et porte en majeure partie sur les cavités droites. Elle atteint quelquefois plusieurs centimètres ; généralement elle n'est que de 1 centimètre et demi à 2 centimètres. Il va sans dire que les effets les plus remarquables

se voient dans les dilatations lorsque la fibre musculaire offre
encore quelque élasticité.

Le phénomène de la diminution du cœur dépasse, en durée,
la fin du bain de quelques heures ; il est, en tout cas, plus
durable que la diminution obtenue à la suite d'une séance
d'exercices de résistance qui, elle, est, en revanche, plus intense.

Parmi les nombreuses expériences faites, citons quelques
exemples :

Chez un homme de soixante ans atteint de myocardite avec
dilatation et accès angineux, un bain de 2 p. 100 de chlorure de
sodium, d'une température de 31° 1/2 C. et de 12 minutes de
durée, a réduit la matité précordiale, mesurée dans la mamelonnaire horizontale de 3 centimètres et demi (15 centimètres
avant le bain, 11 centimètres et demi après).

Le diagramme pris sur un jeune sujet de treize ans porteur
d'une insuffisance mitrale en voie de décompensation, avec dilatation des cavités droites, accuse un abaissement transversal de
la matité de 2 centimètres (de 13 à 11 centimètres) après un bain
salin non gazeux de 10 minutes. Un bain gazeux de 8 minutes de
durée, à la température de 31° C. a produit une diminution de
1 centimètre et demi dans un cas de sclérose cardiaque avec
légère dilatation du ventricule gauche. La réduction ici a principalement porté sur le ventricule dilaté.

Cette diminution de volume du cœur a pour conséquence de
produire un déplacement de la pointe de dehors en dedans et
de bas en haut. On a également voulu expliquer ce phénomène
par un mouvement ascensionnel du diaphragme. Or les observations sont nombreuses où le diaphragme n'a subi pendant
l'expérience aucune variation de position, sauf bien entendu
celles dues à son mouvement physiologique, et où la pointe du
cœur a fait l'évolution dont nous parlons.

7. *La diurèse est augmentée.* — Il est clair que, le bain
ayant régularisé la circulation et favorisé l'échange des tissus,
il en résulte un accroissement de l'excrétion urinaire. Je l'ai
constaté régulièrement aussi bien sur des sujets bien portants

que sur toutes les catégories de cardiaques. Le besoin de miction se fait souvent sentir pendant que le malade est encore au bain et il est quelquefois impérieux. On comprend que dans les cas compliqués d'œdèmes ou d'hydropisie cet effet des bains soit le bienvenu. Et à ce propos, je veux faire remarquer tout de suite que je ne considère pas ces complications comme contre-indications au traitement par les bains chlorurés sodiques. L'asystolie n'est pas pour nous une contre-indication formelle, elle ne nous dit pas qu'il faut la traiter par le repos de l'organe central de la circulation, elle nous montre, au contraire la nécessité où se trouve le cœur d'être d'abord soulagé dans son travail, fortifié ensuite par un entraînement progressif.

8. *Le bain produit enfin une révulsion cutanée.* — Elle est directement proportionnelle à la concentration de l'eau et est d'autant plus notable que la richesse en acide carbonique en est plus grande. L'efficacité du bain peut fréquemment être mesurée au degré de rubéfaction qu'il produit. Plus celle-ci est intense et plus le cœur se trouvera soulagé. Chez les sujets anémiques et nerveux, un certain nombre de bains est nécessaire pour amener une bonne révulsion que l'on cherchera à favoriser par l'enveloppement du malade dans un peignoir préalablement chauffé et par une vigoureuse friction sur toute la surface du corps.

En résumé, voici quels sont *les effets immédiats d'un bain* de Nauheim, naturel ou artificiel (nous tenons à insister encore une fois sur la similitude de leurs effets physiologiques et thérapeutiques) :

Après un instant très court de spasme des artères périphériques, accompagné d'une sensation d'oppression, il se produit une dilatation de ces vaisseaux ; la circulation à la périphérie, augmentée encore par l'excitation de la peau, est de ce chef accélérée ; le cœur, soulagé par la diminution de résistance qu'il rencontre du côté du système artériel, se contracte vigoureusement, jetant tout son contenu de sang dans l'aorte dont la tension s'élève, cependant que le reflux veineux vers le cœur droit s'accomplit plus facilement. Les deux phases de chaque révolution cardiaque prennent une plus grande amplitude et s'effectuent par conséquent plus lentement dans l'unité de temps. De là une diminution de fréquence des contractions cardiaques, une économie de forces, une tonification et une sédation de l'organe moteur de la circulation avec toutes ses conséquences cliniques et anatomiques. Aussi à l'auscultation on trouve souvent que les bruits du cœur sont plus distincts après le bain et d'une tonalité plus élevée et que les souffles dus à une insuffisance relative des valvules font place à un bruit. D'autres fois la contraction plus forte du myocarde fait apparaître distinctement un souffle qui ne s'était pas révélé auparavant.

D. — Effets d'une cure entière de bains

On conçoit aisément que, si tels sont les effets immédiats d'un bain, leur répétition plus ou moins quotidienne pendant le laps de temps nécessaire pour constituer un traitement complet, doive produire des résultats considérables. Nous voyons, en effet, les congestions viscérales, du foie principalement et des reins, diminuer ou disparaître et la circulation pulmonaire devenir libre et permettre une oxygénation du sang plus complète. Nous voyons la respiration devenir plus profonde, la cyanose de la face faire place à une coloration normale.

Comme conséquence de la régularisation de la circulation générale et parallèlement à l'augmentation de la diurèse, on constate la diminution des œdèmes et autres transsudations séreuses. L'échange des tissus est activé, ainsi que la nutrition de l'organisme en général et du cœur en particulier qui, plus abondamment irrigué par les artères coronaires subit un accroissement de forces et une modification favorable de son état pathologique, si tant est que ses fibres n'ont pas perdu toute possibilité de restauration morphologique :

Aussi l'état général du malade s'améliore, son appétit augmente considérablement. Ceux des malades qui, pour différentes raisons inhérentes à l'état de leur cœur, étaient incapables de conserver la position horizontale et étaient obligés de passer leurs nuits assis dans un fauteuil trouvent le repos nocturne dans la situation normale du corps ; d'autres, qui ne pouvaient se mouvoir même sur terrain plan qu'au prix d'une dyspnée pénible, se livrent sans effort à des promenades plus ou moins longues. Chaque fois que les circonstances s'y prêtent, nous recommandons même aux malades de terminer le traitement par une cure d'Œrtel, c'est-à-dire par des ascensions progressives de montagnes.

CHAPITRE III

LE TRAITEMENT BALNÉAIRE A DOMICILE

La médication par la méthode balnéaire étant très énergique demande à être employée avec prudence et en parfaite connaissance de cause. Car, s'il est surabondamment prouvé que cette méthode thérapeutique a donné, entre des mains compétentes, des résultats surprenants là encore où l'arsenal classique s'était montré impuissant, il est, malheureusement, non moins certain qu'employée sans discernement, elle a donné lieu à de nombreux mécomptes. Mais c'est le propre de tous les agents thérapeutiques efficaces d'être des armes à double tranchant.

Il résulte de cette considération que les malades doivent être étroitement surveillés et examinés fréquemment avant, pendant et après le bain pour modifier, au besoin, le *modus procedendi*.

Voici de quelle façon il faut, en thèse générale, conduire un traitement balnéaire à domicile : on commencera par un bain faible contenant en solution 1] p. 100 de chlorure de sodium et 1 p. 1000 de chlorure de calcium. La température sera de 34° C. On surveillera l'effet de ce premier bain qui aura une durée de 5 à 10 minutes suivant la gravité du cas. S'il est bien supporté, on le fera suivre le lendemain et le surlendemain d'un bain semblable. Le quatrième jour sera un jour de repos, non seulement en ce sens que le malade interrompra la cure, mais qu'il s'abstiendra de tout travail sérieux ou prolongé ; il se reposera dans l'acception complète du mot. Il en aura besoin, car les bains sont fatigants. Ils représentent une certaine somme de travail supplémentaire qui est imposé au cœur et auquel il doit faire face sans fatigue. Nous avons déjà dit précédemment que ce sont principalement les sujets nerveux qui sont les plus susceptibles ; il faut donc les ménager, surtout au début du traitement. On se voit même quelquefois obligé de ne donner à ces malades que deux bains consécutifs, au lieu de trois, ou même de faire suivre chaque bain d'un jour de repos.

Dans la seconde série de trois bains, on ira en augmentant graduellement la proportion des sels, puis, dans une troisième série, on élèvera la durée des bains de une minute et l'on en abaissera en même temps la température de 0°,5 C. par jour.

Ici également il est nécessaire de procéder à bon escient, car certains malades, par exemple les rhumatisants et les anémiques, se prêtent difficilement et à la longue seulement à cette progression.

Il ne faut pas que chez les malades de cette catégorie la sensation de froid qu'ils éprouvent pendant les 30 premières secondes de leur immersion se prolonge au delà de ce terme. Autrement ce serait un signe qu'on avait abaissé trop brusquement la température. Un second frisson qui interviendrait au cours du bain indiquerait que la durée en était trop longue.

En procédant de cette manière prudente on arrive bientôt aux plus fortes solutions chlorurées — sodiques et calciques — qu'un malade puisse aisément supporter. Quant à la durée de chaque bain, nous considérons 20 minutes comme limite extrême. Quant à la température, il est bon de ne descendre jamais au-dessous de 27° C.

Pour obtenir un accroissement d'effet thérapeutique utile, nous disposons encore d'un moyen qui consiste à ajouter au bain de l'acide carbonique suivant les différentes formules que nous avons données au commencement de ce travail.

Nous avons déjà dit, et nous tenons à le répéter, parce que nous y attachons une grande importance, que le malade, aussitôt sorti de son bain et vigoureusement frictionné sur tout le corps, doit se mettre au lit pendant une heure au moins. Il serait quelquefois nécessaire de chauffer le lit ou de disposer autour des extrémités inférieures du malade des boules pleines d'eau chaude.

Aussitôt que les bains auront produit les modifications favorables du côté de la circulation, il faudra redoubler d'attention pour ne pas dépasser le but qu'on s'était proposé d'atteindre : la tonification du cœur.

Une augmentation trop rapide de l'intensité du bain, l'usage intempestif des températures trop basses ou trop hautes, peuvent facilement amener des conséquences fâcheuses dont la principale est la fatigue, le surmenage du cœur. L'immense majorité des malades pour lesquels nous préconisons l'emploi de la méthode Schott sont justement atteints d'insuffisance fonctionnelle du cœur et il s'agit chez eux, comme chez tous les malades confiés à nos soins, de ne pas perdre de vue le principe qui doit toujours nous guider : *primum non nocere.*

CHAPITRE IV

LA GYMNASTIQUE DE RÉSISTANCE

A. — Définition

Le second agent qui entre dans la composition du traitement des maladies chroniques du cœur par la méthode de Schott est la gymnastique dite de résistance. Elle consiste en des mouvements actifs exécutés méthodiquement par le malade, mouvements auxquels un aide-gymnaste exercé à cette fin oppose, au moyen de ses mains, une certaine résistance. Chaque mouvement, pour être utile, doit être fait lentement, très lentement même; la contraction des muscles mis en œuvre doit s'effectuer énergiquement, sans saccades, et se dérouler depuis le commencement du mouvement jusqu'à sa fin sans arrêts ni changement d'allure. Une grande régularité doit être exigée. Chaque mouvement est suivi d'un repos plus ou moins long suivant les circonstances. Jamais le même mouvement ne doit être fait deux fois à la suite. S'il a été mal exécuté, on le fera répéter à la fin de la séance.

L'ordre dans lequel les différentes régions du corps sont mises en mouvement varie suivant les cas. En règle générale, nous faisons commencer par les bras, nous passons ensuite aux jambes, au tronc et nous finissons par les exercices que le malade accomplit dans la position assise.

La *position des malades* pendant les exercices gymnastiques est, suivant la nature de ceux-ci, debout, assise ou couchée.

Cette dernière position nous est quelquefois imposée par les circonstances.

Pendant les séances de gymnastique, il est interdit au malade de parler, — il doit respirer régulièrement, lentement, — l'aide-gymnaste a le devoir de le surveiller à cet égard.

On fera faire les exercices entre les repas pour que l'estomac ne soit ni à jeun, ni en plein travail de digestion.

La *durée* de chaque séance variera suivant les indications.

En général elle est de 20 à 30 minutes, mouvements et repos compris.

Les séances sont quotidiennes.

Les *vêtements* que les malades portent pendant les exercices doivent être amples, souples, de préférence en flanelle et n'exercer aucune constriction du corps surtout autour du cou et des poignets. Il est clair qu'ils ne doivent ni gêner le développement des extrémités aux limites physiologiques maxima, ni empêcher la libre circulation périphérique que nous cherchons précisément à activer.

La *résistance* que l'aide-gymnaste oppose aux mouvements du malade doit être, cela va sans dire, très modérée au début, juste assez forte pour se faire sentir : le malade ne doit éprouver aucune difficulté à la vaincre ; il suffit qu'il sache qu'il y a obstacle à ses mouvements. Petit à petit le gymnaste, bien entendu sur l'ordonnance du médecin qui en indiquera les degrés, augmentera sa résistance. Celle-ci s'exerce au moyen de la main qui est appliquée sur la partie du corps soumise à l'exercice de façon à éviter toute constriction.

Le Suédois Zander a construit des appareils très ingénieux à cet effet, mais ils ont, par rapport à la résistance manuelle, certains inconvénients.

Ainsi, tandis qu'il est facile de trouver partout un aide-gymnaste habile et intelligent ou, au besoin, d'en éduquer un, les établissements de Zander sont, en revanche, vu leur haut prix, encore très rares en France. Ils sont, de plus, seulement applicables aux cas légers et aux malades qui peuvent sans inconvénient se déplacer.

En outre, il ne faut pas perdre de vue que la résistance du gymnaste est pour ainsi dire une force intelligente, consciente, dont il est facile de proportionner l'intensité aux forces du malade, à son état momentané, et surtout à l'effet produit. Car, nous l'avons déjà dit et nous y insistons à nouveau, le sujet doit être étroitement surveillé.

Il est heureusement des signes qui indiquent immédiatement quand la limite utile thérapeutique des exercices a été dépassée, soit comme intensité de résistance, soit comme durée de séance. Le sujet qui aura à lutter contre une résistance trop forte pour lui, traduira sa détresse par un des phénomènes suivants :

1° Par une respiration rapide, courte, que le gymnaste reconnaîtra facilement soit aux mouvements respiratoires précipités, soit aux battements des ailes du nez;

2° Par une accélération du pouls (disons ici que nous avons pour principe de faire toucher le pouls au début, au milieu et à la fin de chaque séance de gymnastique. Cette façon d'agir nous a, jusqu'à présent, mis à l'abri de toute surprise désagréable) ;

3° Par une pâleur de la face ;

4° Par des bâillements ;

5° Par l'apparition de sueurs sur le front.

Aussitôt que l'un quelconque de ces signes est devenu manifeste, l'aide gymnaste interrompra la séance et mettra le malade au repos jusqu'à ce que le symptôme ait complètement disparu. Il reprendra ensuite les exercices en les rectifiant et en les appropriant mieux à la situation.

Mais le concours même d'un aide gymnaste n'est pas absolument indispensable. Schott a indiqué un moyen qui permet de s'en passer, à la rigueur. Ce moyen, c'est la gymnastique qu'il a appelée *Selbsthemmung*, et qui consiste en l'auto-inhibition des mouvements par la mise en jeu des muscles antagonistes.

Pour mieux faire comprendre en quoi consiste cette variété de gymnastique de résistance, prenons comme exemple le mouvement de la flexion de l'avant-bras sur le bras. L'extrémité est tenue allongée le long du corps, face cubitale contre la cuisse, la paume de la main tournée en avant. Au moment de commencer la flexion, on fait, par un simple effort de volonté, se contracter le triceps brachial, — la flexion se continue lentement et les fléchisseurs sont obligés de vaincre la résistance du groupe musculaire opposé.

On peut se rendre compte de l'effet de cette petite expérience par la palpation, et l'on se convaincra que l'inhibition des mouvements atteint un haut degré d'énergie. Comme les malades apprennent facilement à se donner de cette façon à eux-mêmes la résistance, ce qui peut avoir son importance pratique pour une nombreuse catégorie de malades très intéressants qui se trouveraient matériellement empêchés d'avoir recours aux offices onéreux d'un gymnaste, ils peuvent, le cas échéant, se rendre indépendants de tierces personnes.

Il est évident que les précautions indiquées plus haut doivent également être observées ici.

Généralement, nous ne conseillons ce mode de gymnastique qu'aux malades intelligents, porteurs d'affections légères, ou à ceux qui auraient déjà acquis quelque expérience par une cure antérieure faite avec un aide gymnaste.

B. — Les exercices gymnastiques

Procédons maintenant à la description des divers mouvements qui composent la gymnastique que nous préconisons :

1. *Écartement et rapprochement des bras dans un plan horizontal.* — Le sujet est debout. Les bras tendus horizontalement en avant se touchent par la paume des mains dans la ligne médiane du corps. Le gymnaste fait face au malade, il applique les paumes de ses mains sur la face dorsale des articulations carpo-métacarpiennes du sujet, sans les entourer (fig. 9). Le malade écarte alors les bras et les amène lentement jusqu'au maximum d'abduction (fig. 10). C'est la première phase du

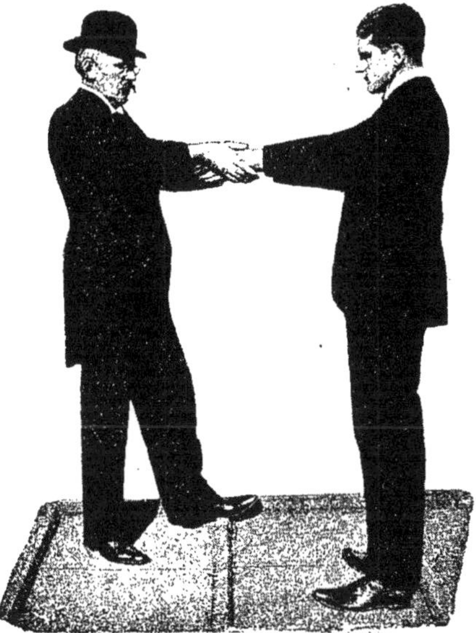

Fig. 9.

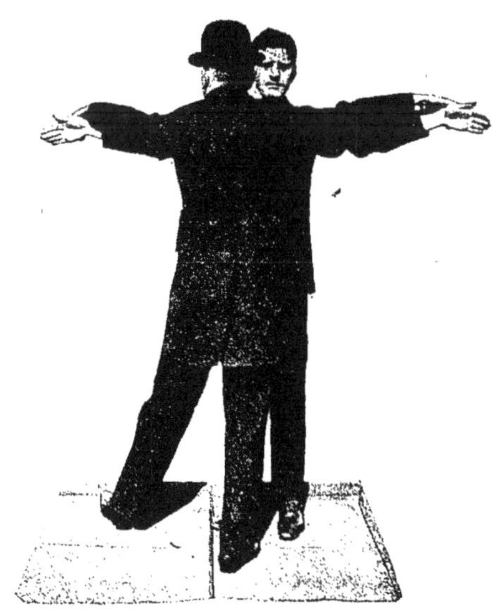

Fig. 10.

mouvement. La deuxième consiste à ramener les bras dans leur position première. Le gymnaste change à cet effet le point

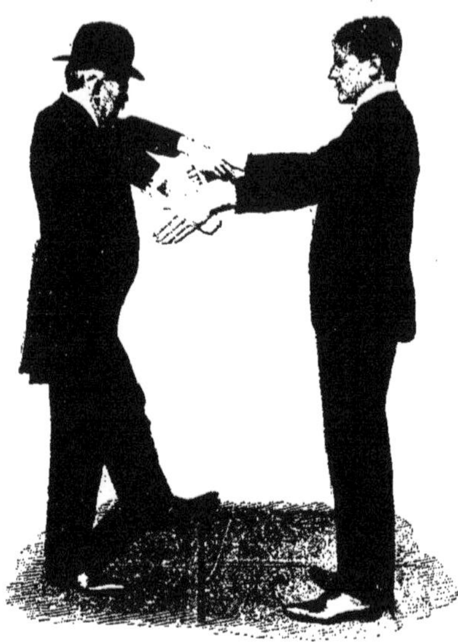

Fig. 11.

d'application de sa résistance ; il la porte sur la face palmaire des mains du malade (fig. 11).

2. *Élévation verticale et abaissement des bras.* — Les bras pendent librement le long du corps, face palmaire des mains en dedans. Il s'agit de les élever simultanément et parallèlement jusqu'à la position verticale. Le gymnaste fait face au malade, il porte ses mains sur les articulations carpo-métacarpiennes, de telle façon que ses quatre doigts se trouvent posés sur la face dorsale de l'articulation, tandis que ses pouces regardent la face palmaire et de telle sorte que la fourche formée par son pouce et son index porte sur le côté radial du poignet, toujours sans le serrer le moins du monde (fig. 12). Cette position des mains du gymnaste ne peut être conservée que jusqu'au moment où les bras du sujet atteignent le niveau des épaules. Pour exercer la résistance pendant que les bras con-

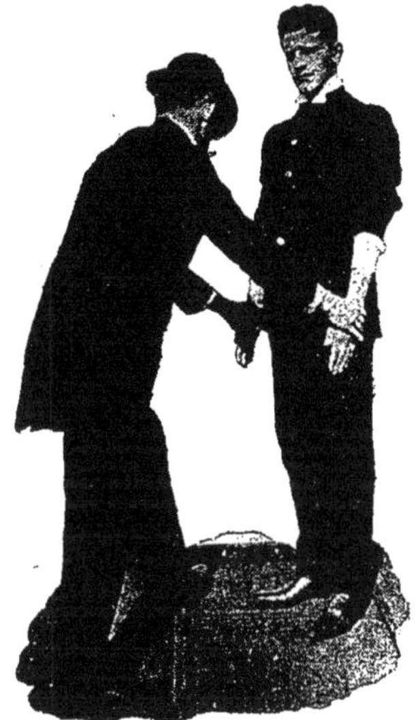

Fig. 12.

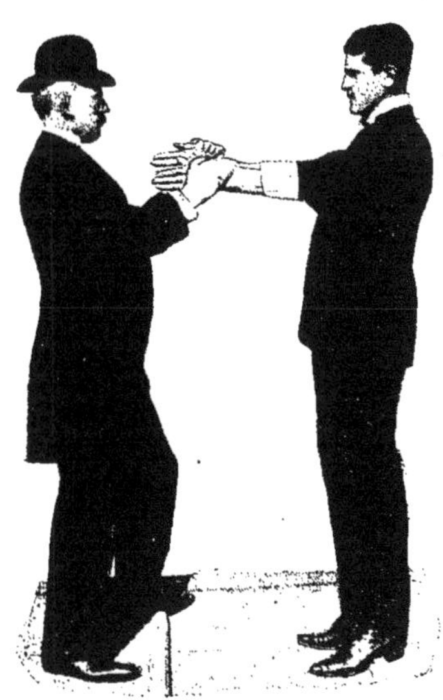

Fig. 13.

tinuent leur mouvement d'élévation, force est au gymnaste de
modifier son attitude. Il faut qu'il accroche alors (fig. 13) ses
quatre doigts sur le côté radial du poignet et les y laisse
jusqu'à ce que les bras aient atteint la position verticale, terme
de la première phase du mouvement. La deuxième phase consiste à abaisser les bras. Dans ce mouvement de retour, le gymnaste reçoit les deux poignets dans le pli cutané de la fourche
formée par la jonction du pouce avec l'index (fig. 14). Arrivées

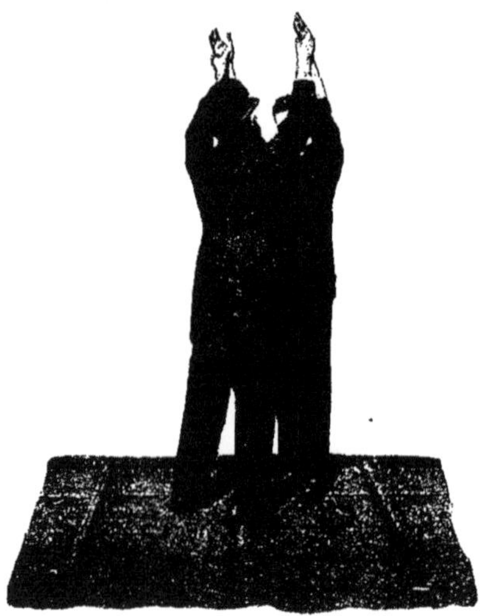

Fig. 14.

sur la ligne horizontale, un nouveau changement de position
des mains du gymnaste devient nécessaire : il fait glisser
(fig. 15) ses quatre doigts sous le bord cubital des poignets et
les y maintient jusqu'à ce que les bras soient revenus au point
initial.

3. *Élévation latérale et abaissement des bras.* — Les bras
allongés reposent le long du corps, les paumes tournées en
dedans. L'aide-gymnaste fait face au malade et appuie la face
palmaire de ses mains sur le dos de la région carpo-métacar-
pienne (fig. 16). Le malade élève simultanément les bras dans

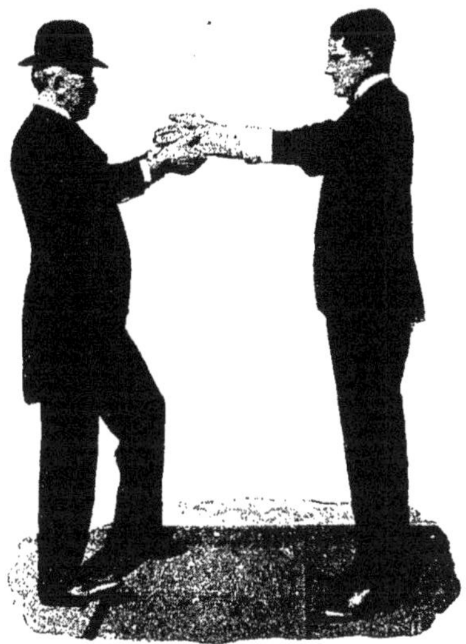

Fig. 15.

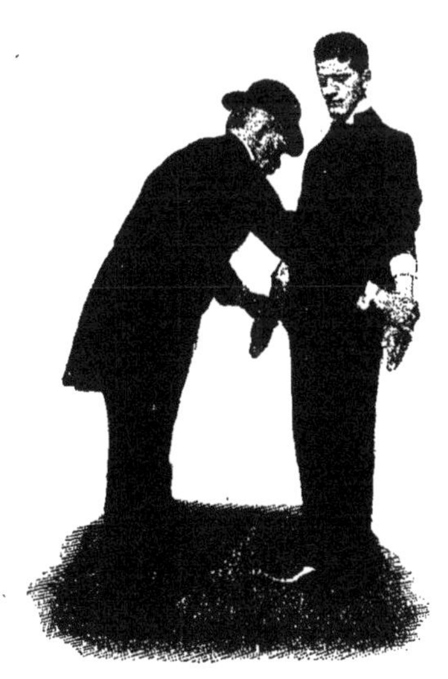

Fig. 16.

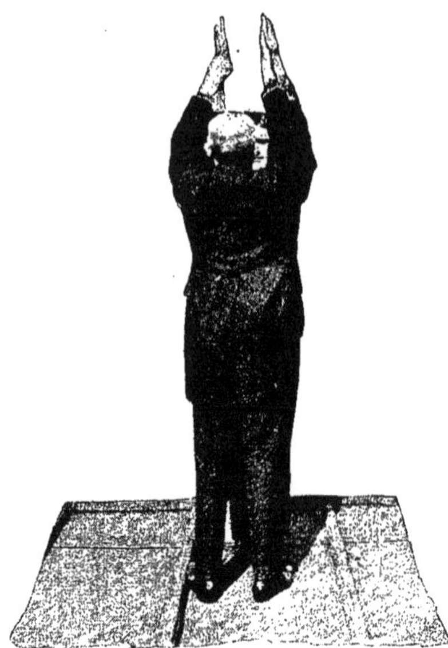

Fig. 17.

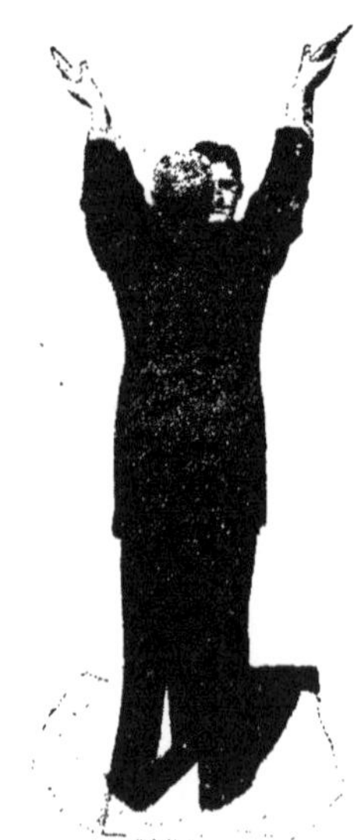

Fig. 18.

le plan transversal jusqu'à ce qu'ils arrivent à se toucher au-dessus de sa tête (fig. 17). Dans le mouvement de descente (fig. 18) le gymnaste porte ses mains sur celles du malade, paumes contre paumes, sans autre déplacement jusqu'au retour des bras dans la position première.

Ces deux exercices (2 et 3) doivent, dans certains cas, s'arrêter au moment où les bras atteignent la ligne horizontale des épaules.

4. *Rotation des bras.* — L'aide-gymnaste se tient derrière le malade, il passe sa main gauche par-dessus l'épaule du malade

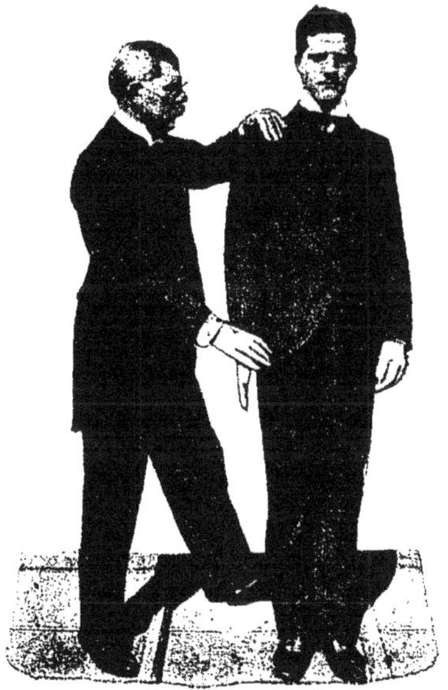

Fig. 19.

et sa main droite sur le côté radial du carpe (fig. 19). Le bras, en extension, commence son mouvement de rotation d'avant en arrière en faisant décrire à la main un cercle dont le diamètre varie suivant le cas. Quant le bras a parcouru la moitié de la circonférence totale, c'est-à-dire quand la main est arrivée tout à fait en haut pour redescendre d'arrière en avant (fig. 20),

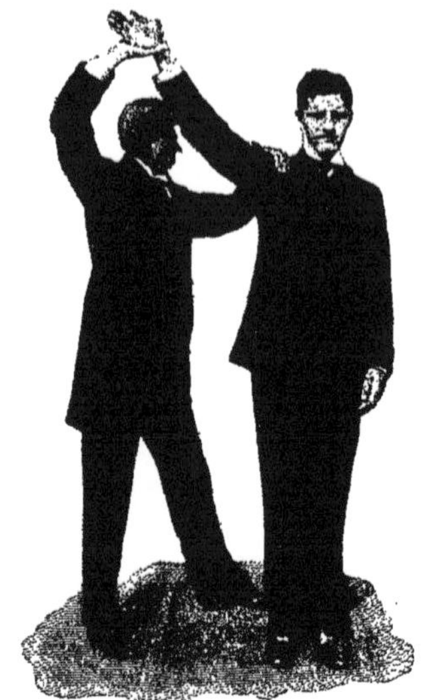

Fig. 20.

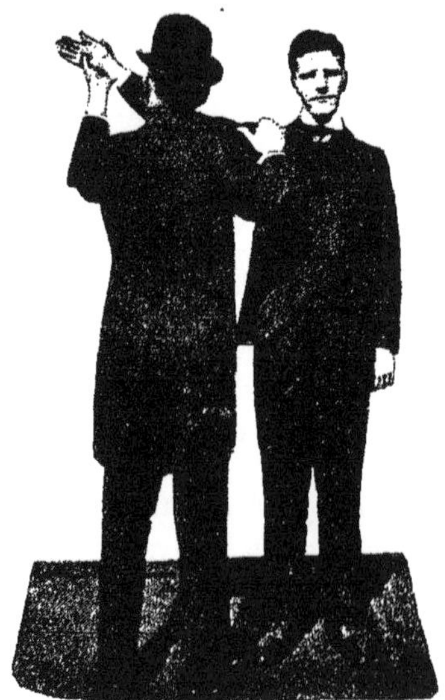

Fig. 21.

le gymnaste est obligé de changer de position ; il passe en
avant du malade (fig. 21), pose sa main droite sur l'épaule et
la paume de sa main gauche sur la face dorsale du poignet,
les doigts tournés en haut.

Le même mouvement peut être exécuté en sens inverse,
d'arrière en avant. Il se fait naturellement pour chaque bras
séparément.

5. *Flexion et extension de l'avant-bras.* — L'extrémité supérieure est pendante, la face palmaire de la main tournée en

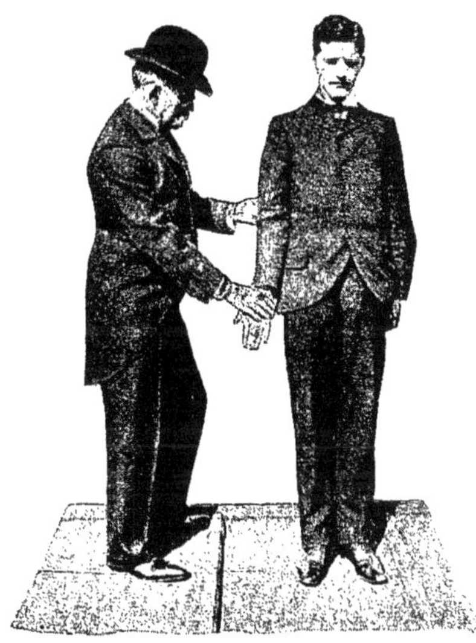

Fig. 22.

avant (fig. 22). Le gymnaste est à côté du sujet, faisant face au
bras. Il soutient, de la main gauche, la région du coude, un
peu au-dessus de l'olécrâne, et exerce la résistance avec sa main
droite qu'il pose sur la paume du malade. La flexion complète de
l'avant-bras sur le bras se fait ainsi. Pour l'extension (fig. 23),
le gymnaste porte la main droite sur le dos du poignet et l'y
laisse jusqu'au retour de l'extrémité dans sa position initiale.
Ce mouvement s'exécute sur les deux bras.

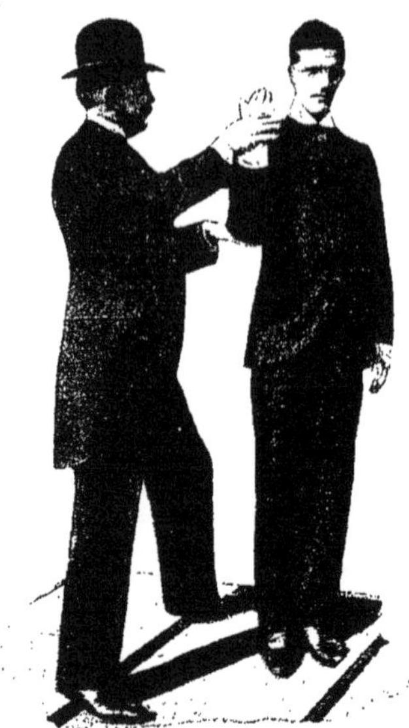

Fig. 23.

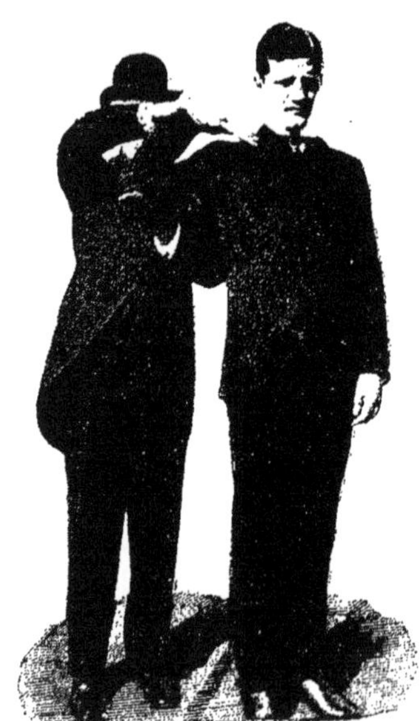

Fig. 24.

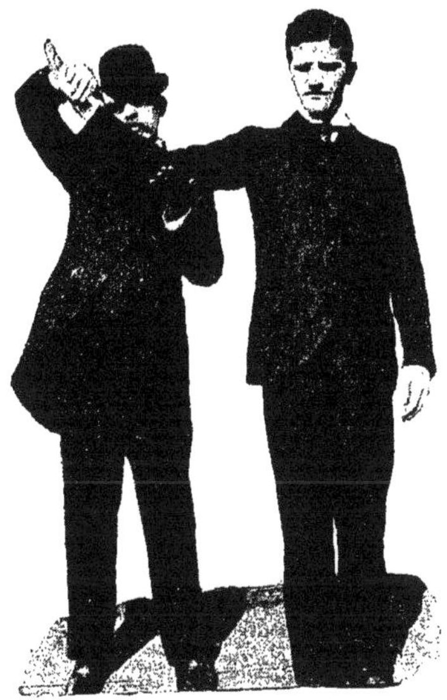

Fig. 25.

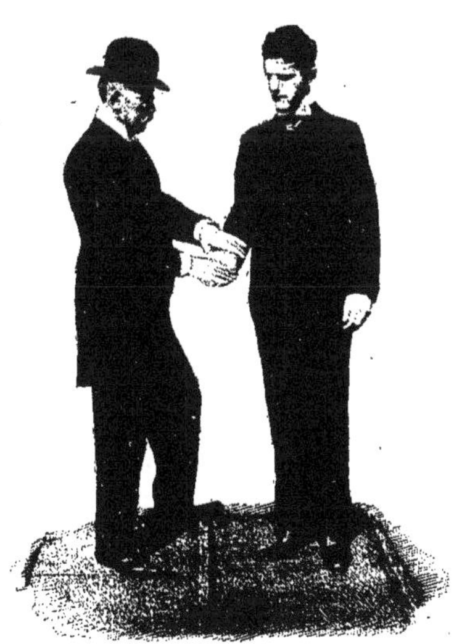

Fig. 26.

6. *Extension et flexion latérales de l'avant-bras.* — Le malade tient le bras élevé latéralement au niveau de l'articulation de l'épaule, l'avant-bras fortement fléchi, la main touchant l'épaule. Le gymnaste se place derrière (fig. 24). Il soutient le coude de sa main gauche, et place sa main droite sur le dos de la main du malade qui accomplit la déflexion de l'extrémité. Pour résister à la flexion de l'avant-bras (fig. 25) il pose la main sur celle du malade, paume sur paume.

7. *Flexion et extension des mains.* — D'une main l'aide-gymnaste soutient le poignet (fig. 26), tandis que de l'autre, posée sur la face palmaire du sujet au niveau des articulations métacarpo-phalangiennes il résiste, au mouvement de la flexion.

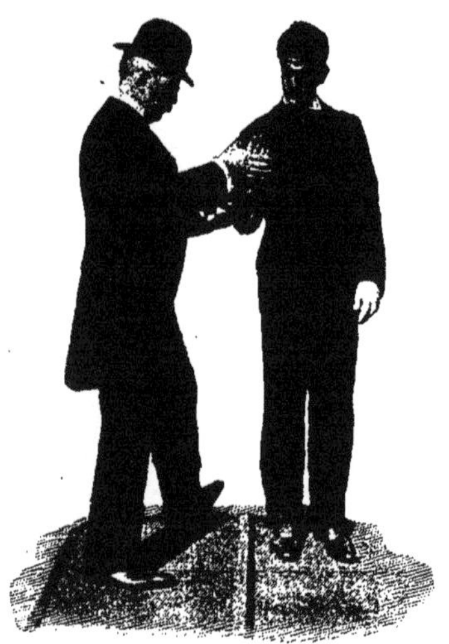

Fig. 27.

Pour l'extension (fig. 27) et l'hyperextension, le point d'application de la résistance se trouve sur le dos de la main, à la hauteur des mêmes articulations.

8. *Flexion et extension du tronc.* — Le gymnaste est du côté droit du malade (fig. 28). Il lui pose le bras droit sur la poitrine à la hauteur des épaules; la main gauche soutient la

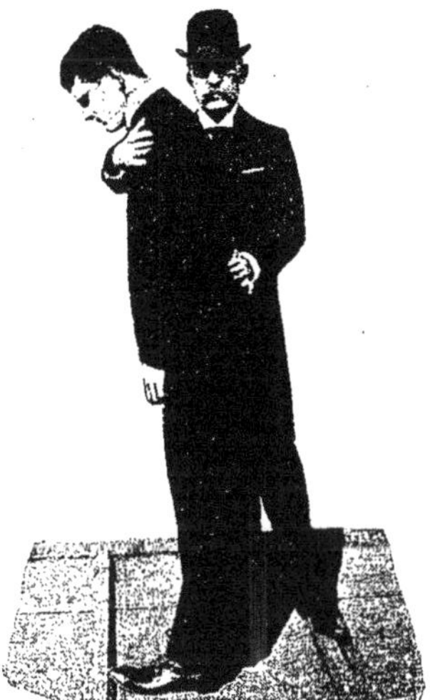

Fig. 28.

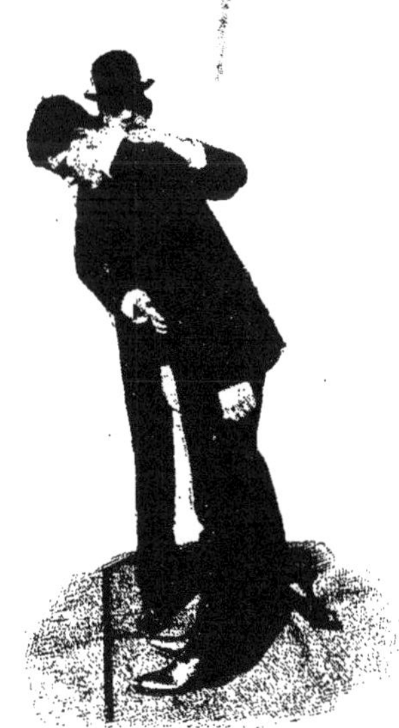

Fig. 29.

région lombaire. Le sujet fait le mouvement en s'inclinant en avant, comme s'il saluait. Pour le mouvement de retour (fig. 29) la résistance est fournie par la main gauche posée entre les deux omoplates, tandis que la droite soutient les muscles de l'abdomen.

La flexion latérale du tronc, à gauche et à droite est une modification de cet exercice.

9. *Rotation du tronc*. — L'aide-gymnaste fait face au malade. Il pose sa main droite au-devant de l'épaule gauche (fig. 30) et

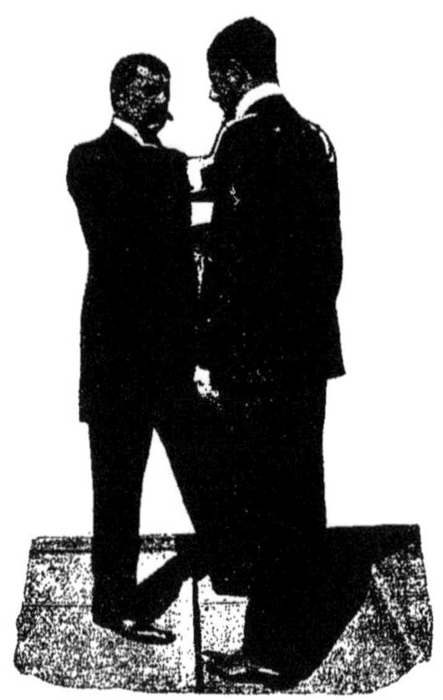

Fig. 30,

sa main gauche passant par-dessus l'épaule droite se porte sur la crête de l'omoplate correspondante. Le malade fait maintenant la rotation de telle façon que son épaule droite tourne en arrière, tandis que la gauche s'avance vers la ligne médiane. Dans ce mouvement les deux mains du gymnaste exercent simultanément la résistance. Quand le maximum de l'évolution de l'épaule a été atteint, le gymnaste change la disposition de ses

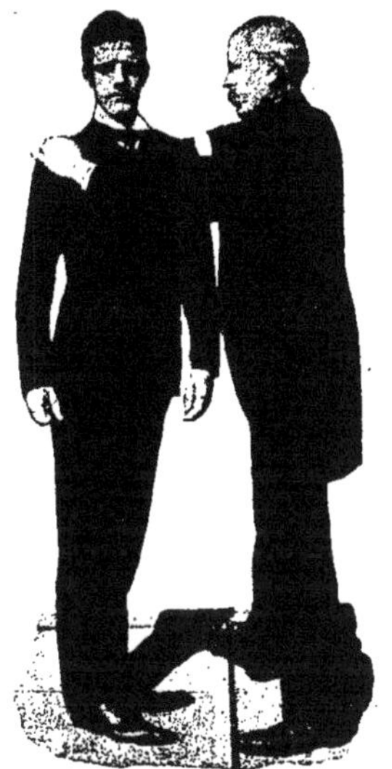

Fig. 31.

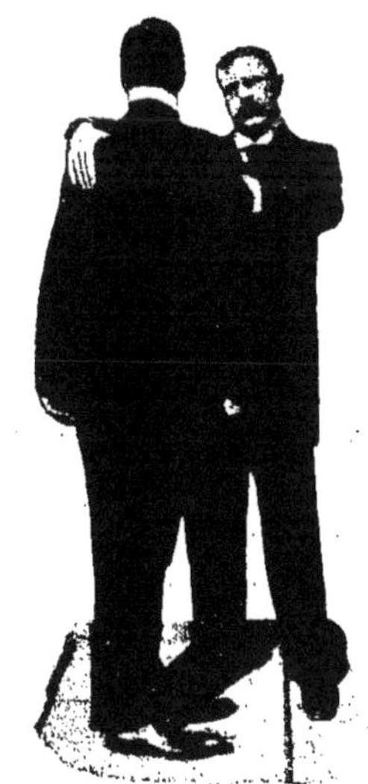

Fig. 32.

4

mains. Il met (fig. 31) la gauche en avant de l'épaule droite et
la droite en arrière de l'épaule gauche. Avec cette disposition
des mains le malade ramène d'abord le tronc dans la position
première pour ensuite continuer le mouvement de rotation
vers la gauche (fig. 32) et en arrière jusqu'au maximum. En
vue du retour à la position initiale du tronc, on exécute un
nouveau déplacement des mains : la droite va en avant de
l'épaule gauche, la gauche en arrière de l'épaule droite.

10. *Abduction et adduction de l'extrémité inférieure.* — Le
malade est debout s'appuyant sur le dossier d'une chaise ou

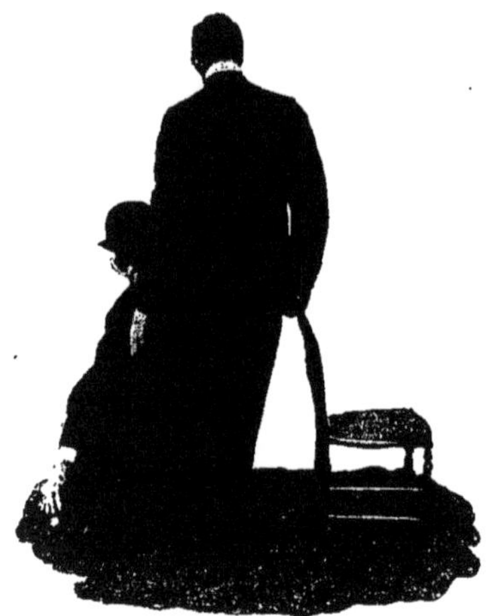

Fig. 33.

contre un meuble quelconque placé à côté de lui (fig. 33). L'aide-
gymnaste, devant lui, met un genou à terre. Le point d'application de la résistance est la région malléolaire externe pour l'abduction et la région malléolaire interne (fig. 34) pour l'adduction. Il faut avoir soin de ne pas permettre aux malades d'incliner
le tronc du côté opposé à l'abduction de la jambe, faute qu'ils
commettent habituellement en vue de faciliter le mouvement
et en rendre plus grande l'amplitude. Il ne faut pas oublier
qu'il s'agit ici d'un exercice des jambes et non pas du tronc.

11. *Flexion et extension de l'extrémité inférieure*. — Le
malade et le gymnaste gardent la même position que dans

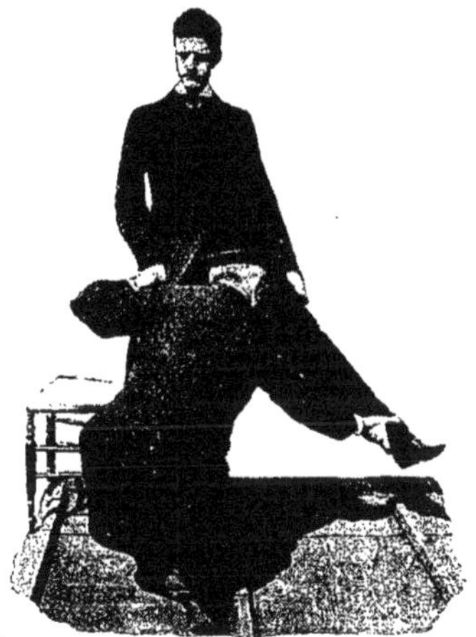

Fig. 34.

l'exercice précédent. Le point d'appui de la résistance est, pour

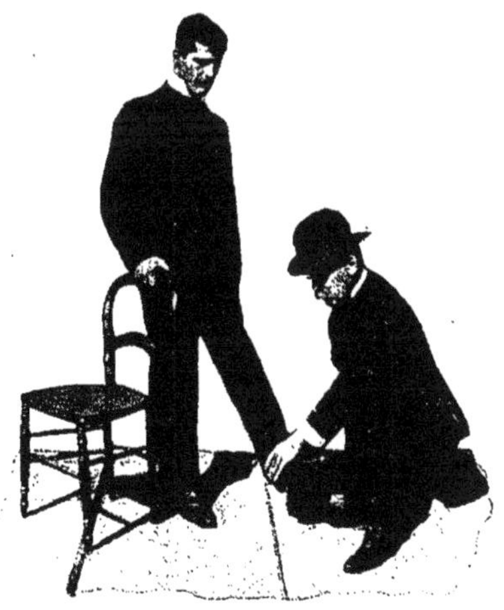

Fig. 35.

la flexion (fig. 35), en avant de l'articulation tibio-tarsienne et,
pour l'extension et l'hyperextension, en arrière sur le talon qui

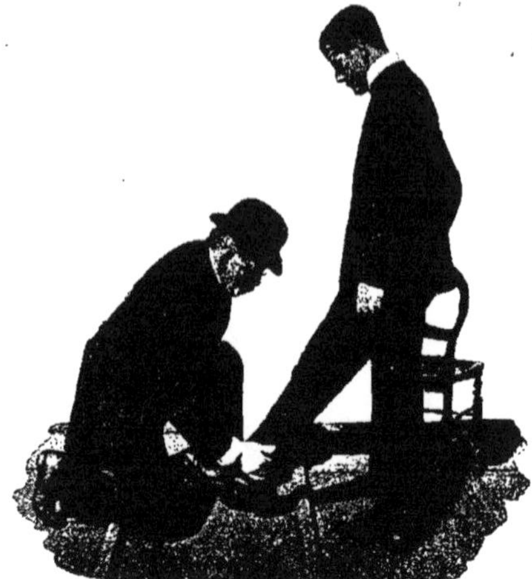

Fig. 36.

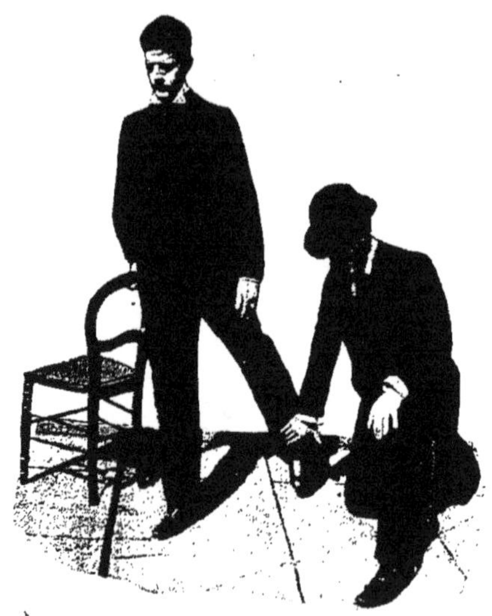

Fig. 37.

vient se placer dans le creux de la main du gymnaste (fig. 36).
La figure 37 montre le commencement de la dernière partie

du mouvement, celui qui ramène l'extrémité au point de départ.

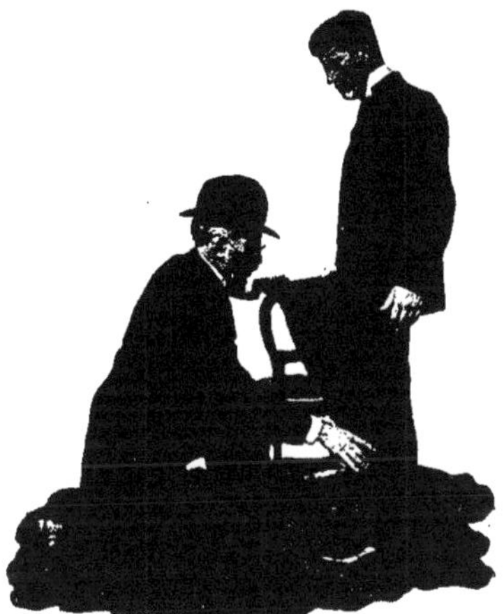

Fig. 38.

Pendant les trois phases de cet exercice l'extrémité se meut tout d'une pièce, la jambe étant en extension sur la cuisse.

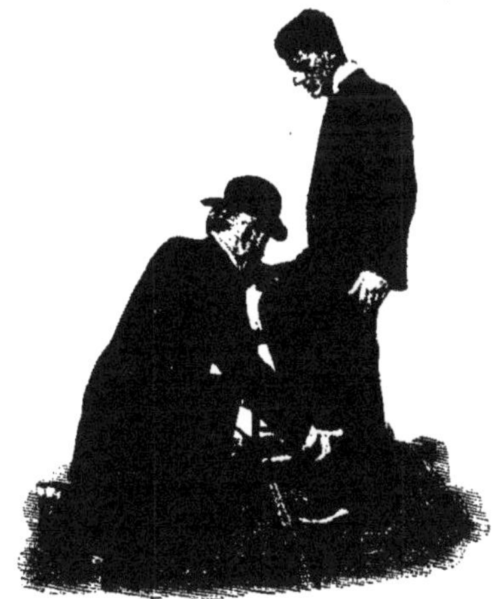

Fig. 39.

12. *Flexion et extension des cuisses.* — Le malade est debout, le gymnaste devant lui. Il s'agit ici d'une flexion de la

cuisse sur le bassin, la jambe étant elle-même fléchie sur la cuisse (fig. 38). Pendant la flexion le gymnaste appuie sur l'ar-

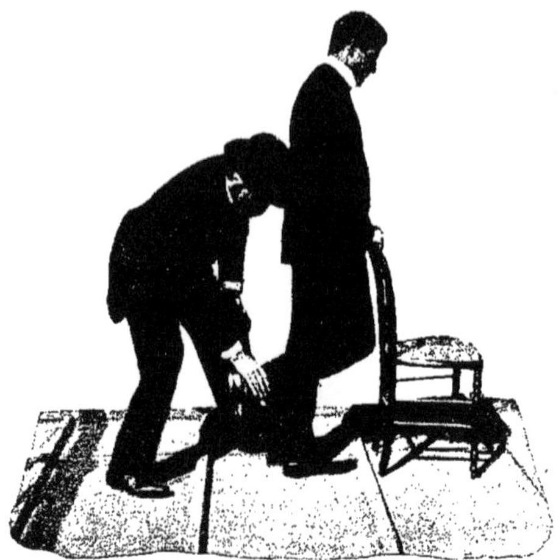

Fig. 40.

ticulation tibio-tarsienne, tandis que pour la déflexion il passe les quatre doigts de la main sous la voûte plantaire (fig. 39).

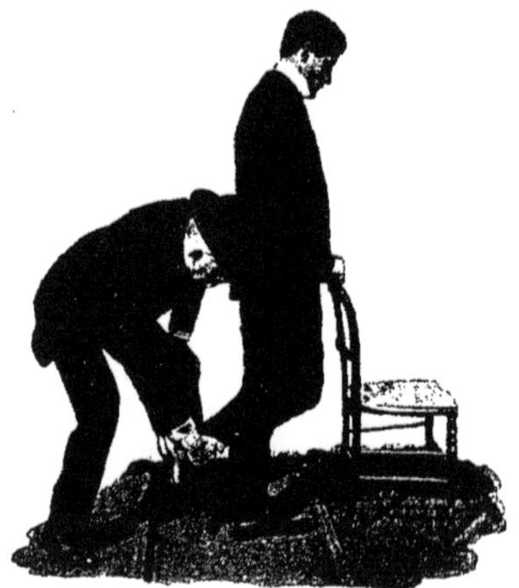

Fig. 41.

13. *Extension et flexion des jambes*. — Le malade s'appuie des deux mains sur le dossier d'une chaise placée devant lui.

L'aide-gymnaste est derrière. Il s'oppose à la flexion de la jambe (fig. 40) par la main posée sur le talon, et à sa déflexion

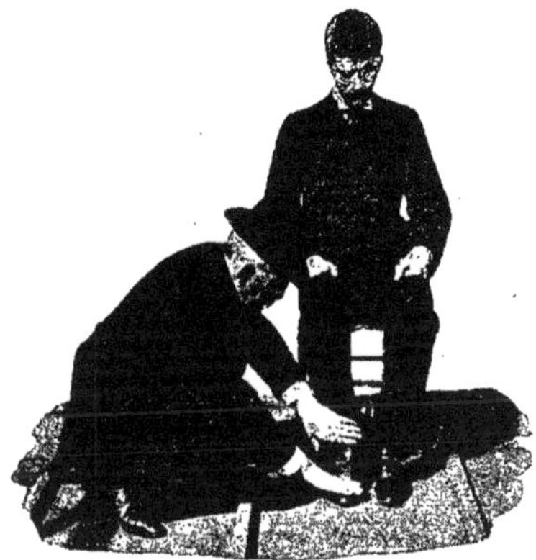

Fig. 42.

(fig. 41) en plaçant sa main au-devant de l'articulation tibio-tarsienne.

14. *Flexion et extension des pieds..* — Les deux phases de

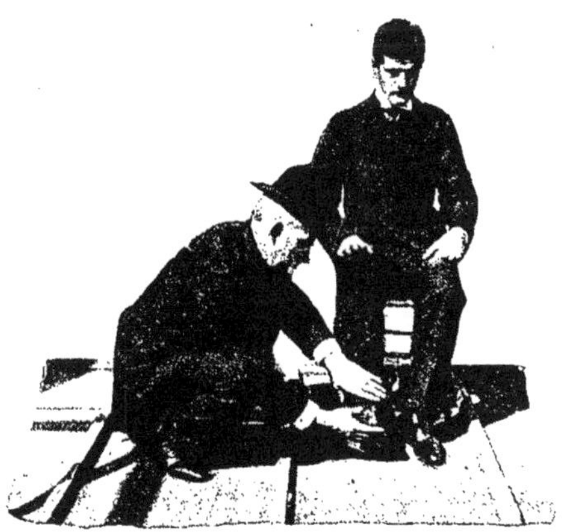

Fig. 43.

ce mouvement sont poussées jusqu'à leur limite extrême. La flexion aura à vaincre la résistance de la main posée sur la face dorsale du pied, au niveau de la naissance des orteils (fig. 42);

l'extension celle de la main posée sur la région correspondante
de la plante (fig. 43).

15. *Abduction et adduction des cuisses.* — Le malade est
assis, ses genoux se touchent. Le gymnaste, étant devant lui,

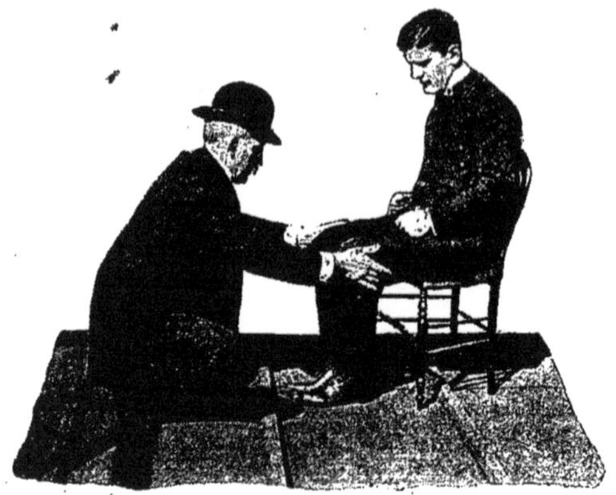

Fig. 44.

passe ses mains sur la surface externe des genoux (fig. 44) que
le sujet écarte au maximum. Pendant l'adduction (fig. 45), la
résistance porte sur les faces internes des genoux.

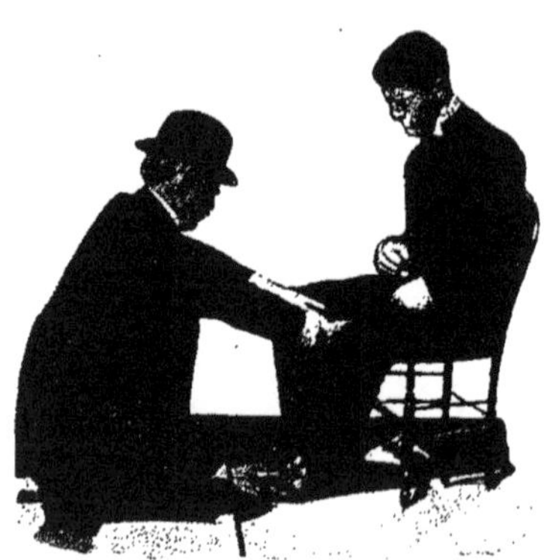

Fig. 45.

16. *Extension et flexion de la jambe.* — Le mouvement se
fait dans la position assise du malade. L'aide-gymnaste exerce

l'opposition à l'extension (fig. 46) en mettant la main sur le cou-de-pied. Dans la flexion il maintient le talon dans le creux de la main (fig. 47).

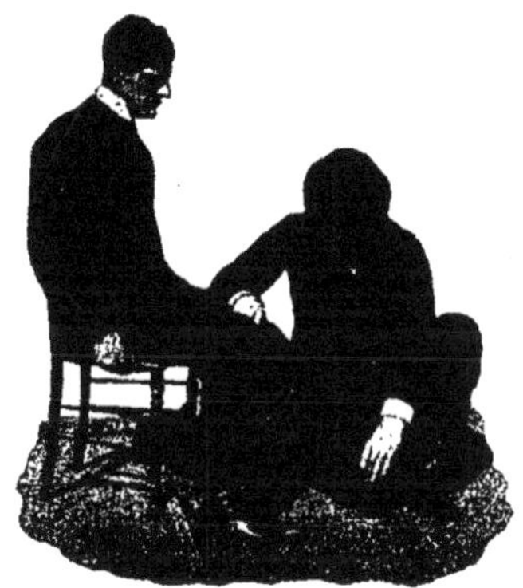

Fig. 46.

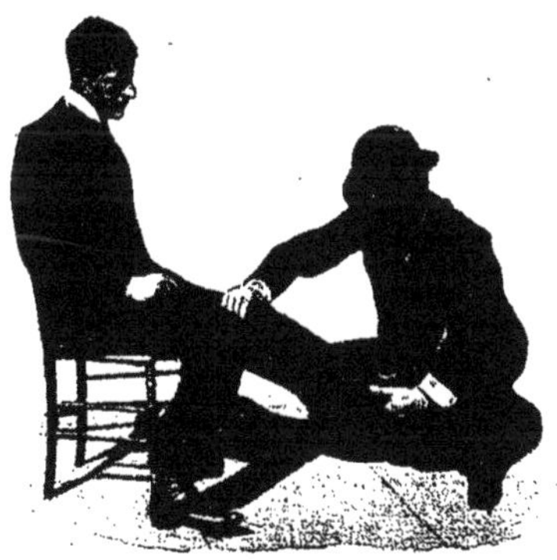

Fig. 47.

Inutile de dire que le nombre de ces exercices peut être augmenté, mais sans grand avantage, ceux dont nous venons de donner la description suffisant largement pour remplir le programme d'une séance d'une demi-heure de durée.

C. — Effets physiologiques et thérapeutiques de la gymnastique

Les expériences physiologiques ont démontré que les contractions musculaires rythmées, lorsqu'elles affectent un groupe restreint de muscles, produisent un afflux de sang vers ceux-ci. Le phénomène est dû à la dilatation des vaisseaux intra-musculaires. La conséquence la plus immédiate de cette irrigation sanguine plus abondante des muscles est un soulagement de la fonction du cœur, soulagement qui lui permet de se contracter plus énergiquement, par conséquent plus lentement et de vider plus complètement ses cavités. Il en résulte aussi une augmentation de la pression artérielle et une accélération de la circulation en retour. Mais si, au lieu de limiter la contraction à un petit groupe de muscles, on la fait agir sur tout le système musculaire, la vaso-dilatation alors se généralise et les effets sur le cœur en sont tout opposés : celui-ci accélère ses battements qui, par conséquent, deviennent superficiels, incomplets; la pression artérielle diminue; la stase veineuse augmente, gagne les cavités droites du cœur dont elle finit par diminuer l'énergie musculaire [1].

Ces données physiologiques sont strictement appliquées dans la gymnastique de résistance.

De la description que nous en avons donnée il appert que les mouvements se font par groupes restreints de muscles ; que chaque exercice est fait lentement, uniformément et qu'un repos largement mesuré est accordé au cœur dans les intervalles.

Aussi les *effets thérapeutiques* dans les affections chroniques du cœur sont-ils conformes aux résultats des expériences physiologiques.

A l'appui de ce qui précède rapportons quelques observations qu'afin de les rendre plus probantes nous avons prises exclu-

---

[1] Nous renvoyons le lecteur pour de plus amples détails au beau livre de M. Vaquez, sur l'*Hygiène des maladies du cœur*.

sivement sur des malades qui jusque-là n'avaient pas encore
été traités par la balnéation, de telle sorte qu'on ne pût attri-
buer les effets constatés qu'à la gymnastique.

Les deux tracés ci-dessous proviennent d'un cas de myocardite chronique avec insuffisance fonctionnelle du cœur.

OBSERVATION V.

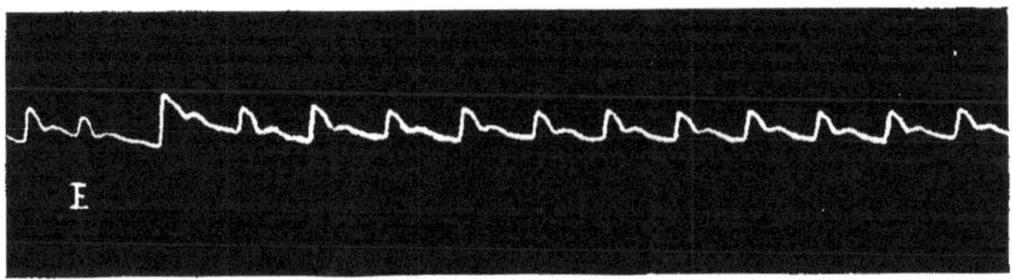

Fig. 48. — Avant l'exercice : pouls, 98 ; pression artérielle, 16 centim. Potain.

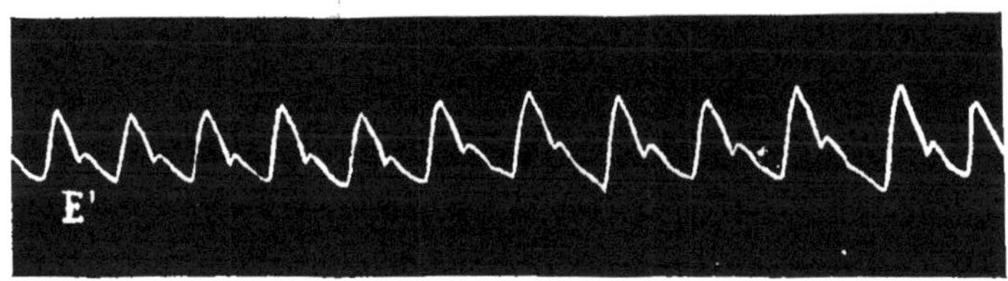

Fig. 49. — Pris directement après une séance de gymnastique de trente
minutes : pouls, 80 ; pression artérielle, 19 cent.

OBSERVATION VI. — Voici maintenant deux tracés pris sur un
cas de sclérose cardiaque, arythmique.

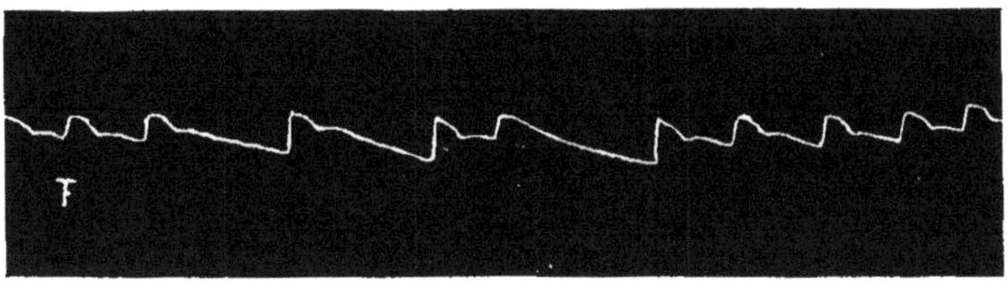

Fig. 50. — Avant l'exercice.

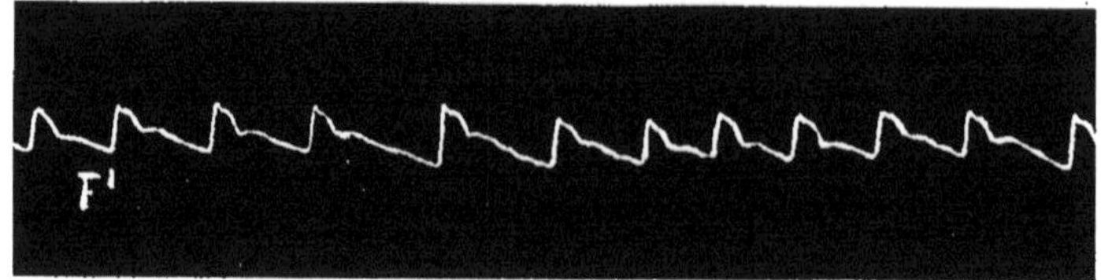

Fig. 51. — Après cinq minutes de gymnastique. On remarquera
la régularisation relative du rythme.

Observation VII. — Les tracés sphygmographiques qui
suivent proviennent d'une insuffisance mitrale en instance
d'asystolie.

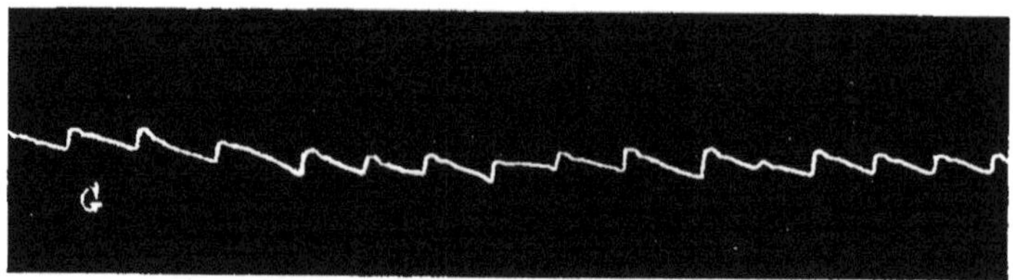

Fig. 52. — Avant le traitement, pouls 120.

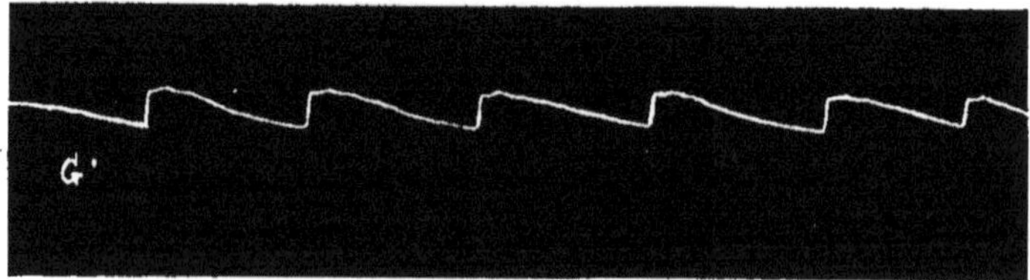

Fig. 53. — Après 20 séances de gymnastique, pouls 48.

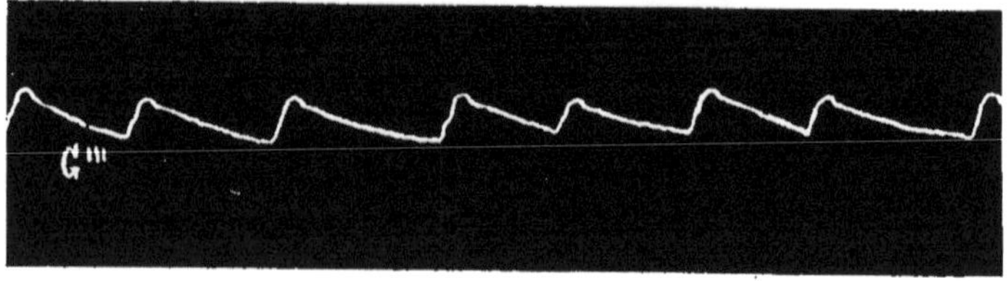

Fig. 54. — Après 35 séances de gymnastique, pouls 48.

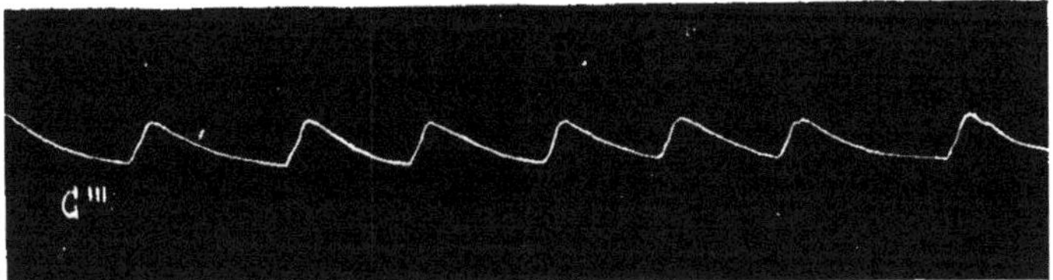

Fig. 55. — Après 42 séances de gymnastique, pouls 56,

Voici enfin une série de quatre sphygmogrammes pour démontrer l'action de la gymnastique de résistance sur un cas de bradycardie à la suite de grippe.

OBSERVATION VIII.

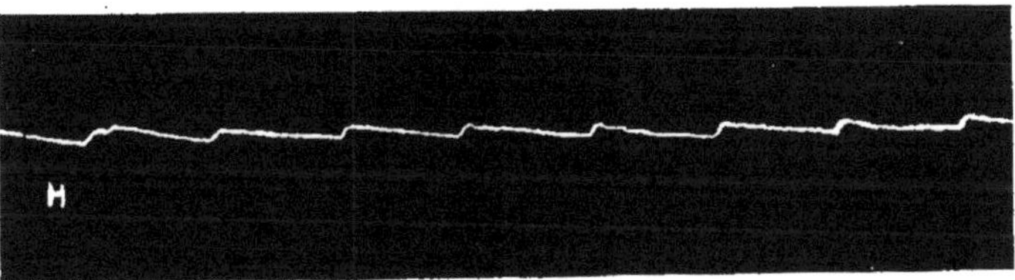

Fig. 56. — Pris le 2 février 1899, pouls, 48, avant les exercices.

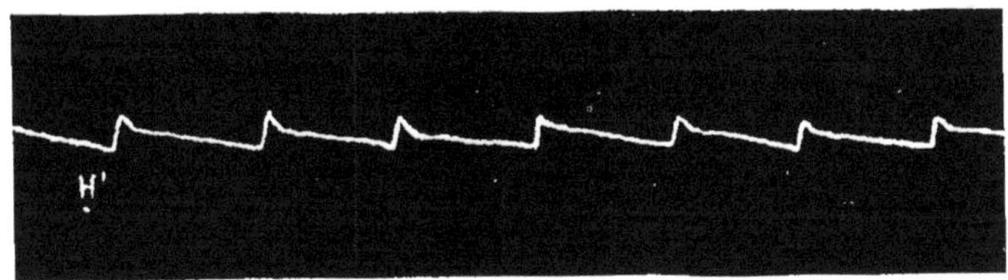

Fig. 57. — Pris le 8 février 1899, après 7 séances de gymnastique, pouls 48.

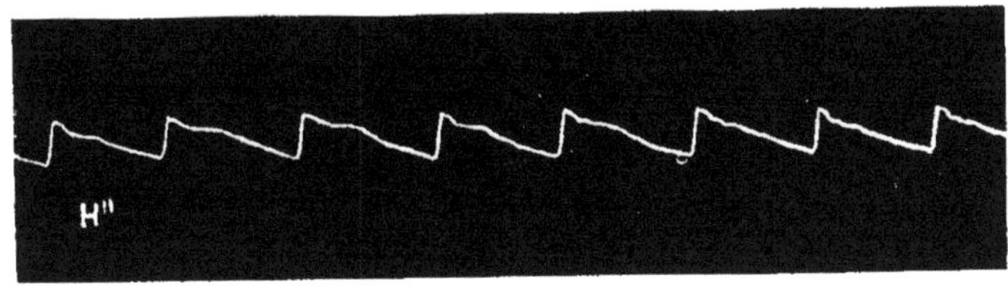

Fig. 58. — Pris le 9 février 1899, après 8 séances, pouls 48.

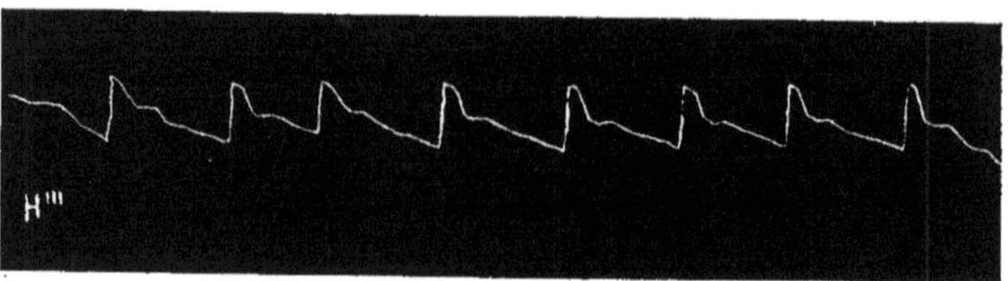

Fig. 59. — Pris le 16 février 1899, après 15 séances, pouls, 56.

Nous avons dit dans le cours de ce travail les précautions qu'il est nécessaire de prendre pour que la gymnastique de résistance produise les effets thérapeutiques voulus et nous avons insisté sur la lenteur et la régularité des mouvements. L'inobservation de ce modus procedendi se traduit immédiatement par une fatigue du cœur.

Voici deux tracés à l'appui pris avant et après un exercice intempestif.

OBSERVATION IX.

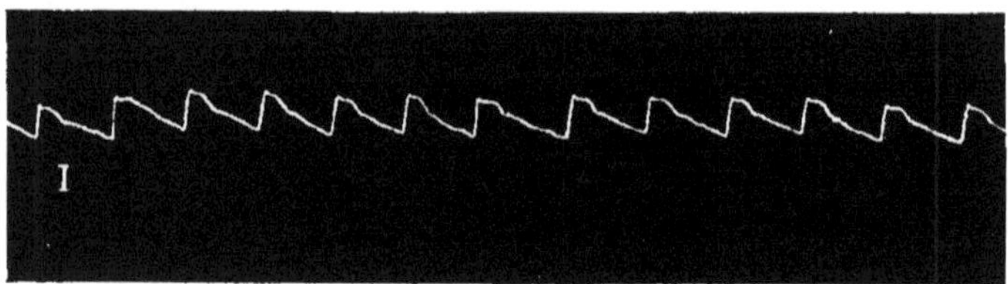

Fig. 60. — Avant l'exercice, le 19 octobre 1898.

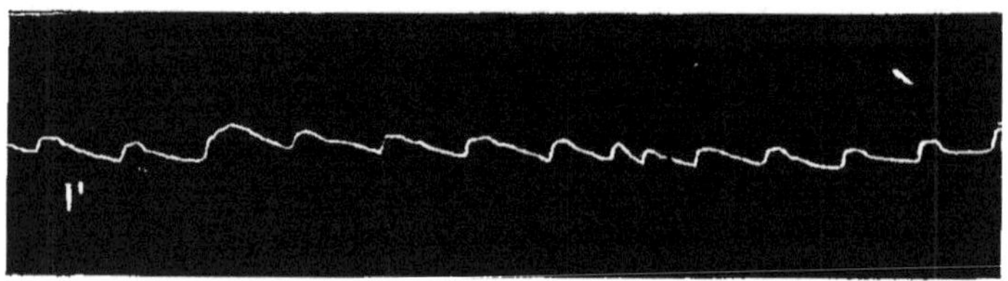

Fig. 61. — Après l'exercice, mal fait, le 19 octobre 1898.

Cette même malade, atteinte de sclérose cardiaque a, dans la suite, tiré grand bénéfice du traitement par la gymnastique.

Les tracés qui suivent en font foi.

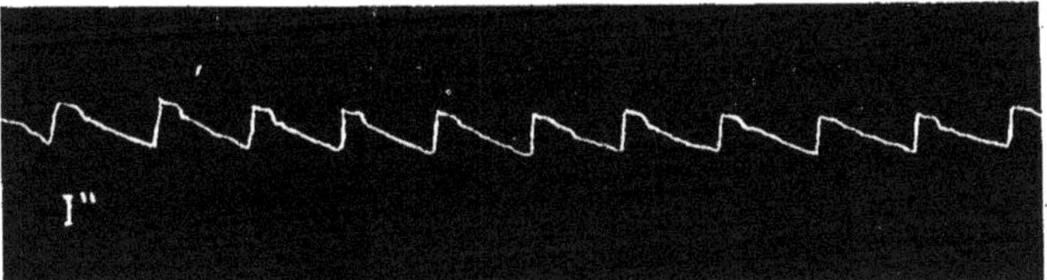

Fig. 62. — Pris le 7 novembre 1898.

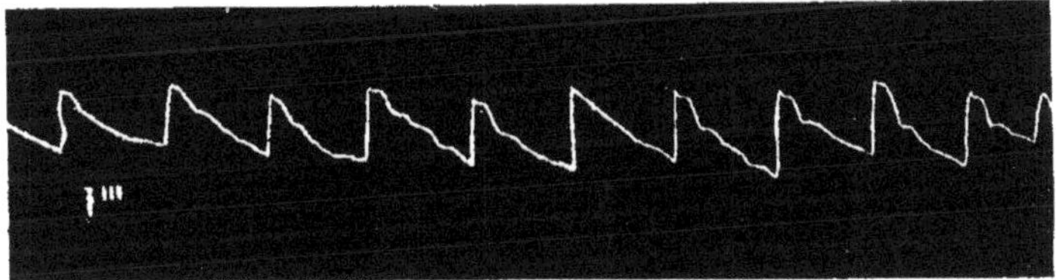

Fig. 63, — Pris le 14 novembre 1898, avant l'exercice.

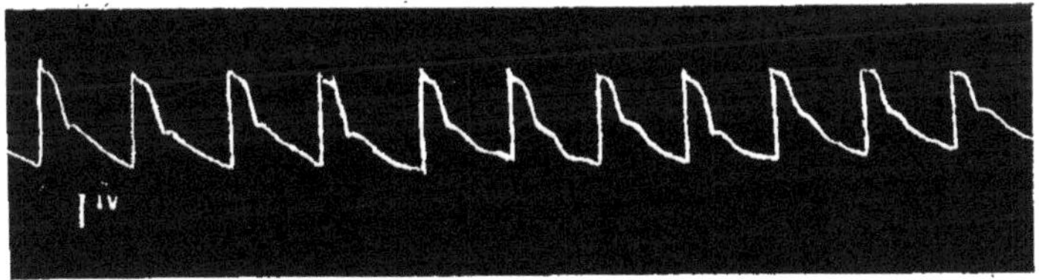

Fig. 64. — Pris le même jour, après une séance de 10 minutes.

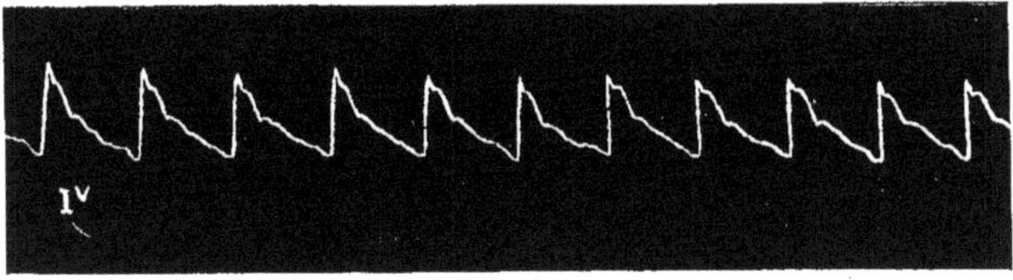

Fig. 65. — Pris le 24 novembre 1898, avant l'exercice.

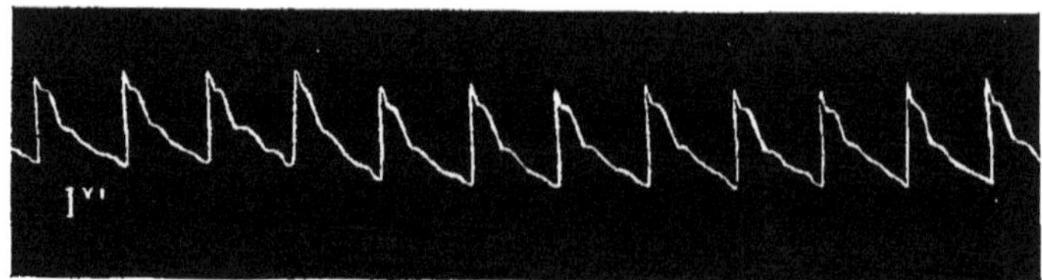

Fig. 66. — Pris le même jour, après une séance de 10 minutes.

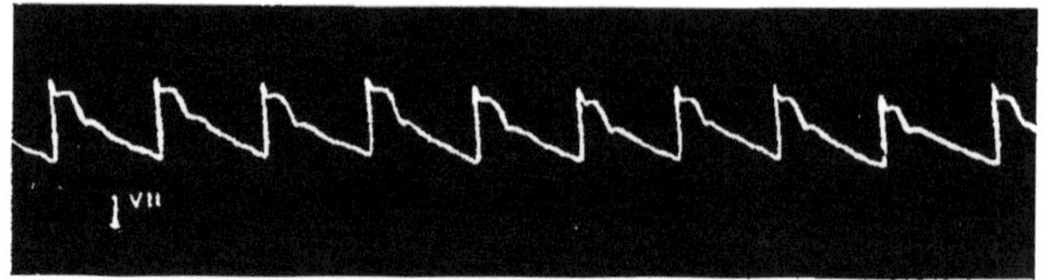

Fig. 67. — Pris le 9 décembre 1898, 15 jours après la dernière séance
de gymnastique.

Si l'on compare maintenant entre eux les tracés figures 60
et 67, et si l'on prend en considération le laps de temps de cinq
semaines seulement qu'a duré le traitement par la gymnastique
exclusivement, on demeure frappé de tels résultats.

J'ajoute que les sphygmogrammes ont toujours été faits dans
des conditions identiques de position du bras, du sphygmographe
et du point de son application sur la radiale, de sorte que, s'il y
a inexactitude inhérente à tout appareil, elle est la même pour
tous les tracés, et par conséquent ne leur ôte pas leur valeur
comparative.

En examinant attentivement les tracés sphygmographiques
et les données sphygmomanométriques qui, nous le répétons,
proviennent de diverses affections chroniques du cœur (myocarde et endocarde), nous sommes amenés à constater que
l'action de la gymnastique de résistance sur l'organe de la circulation se traduit par une augmentation de la force motrice,
par une élévation de la pression artérielle et par un ralentissement du pouls.

En effet la contraction de chaque groupe musculaire mis en mouvement retentit sur le cœur et l'oblige à se contracter plus énergiquement. Ce surcroît de travail est insignifiant au début; de plus, il est de courte durée et suivi de repos. Le cœur y pourvoit aisément; au fur et à mesure que le traitement avance, l'intensité de l'effort demandé au cœur croît graduellement, mais reste toujours proportionnée à l'énergie du myocarde qui doit toujours y suffire sans montrer de fatigue. Tout l'art du médecin consiste précisément à adapter exactement le degré de résistance à la force du cœur. De cette façon le cœur subit un véritable entraînement progressif dont le résultat final est le même que pour tout muscle soumis à une gymnastique méthodique, à savoir l'hypertrophie de ses parois.

Ce résultat est d'autant plus compréhensible que la régularisation de la circulation générale y contribue dans une large mesure par l'amélioration des conditions trophiques du muscle cardiaque. L'économie entière bénéficie de l'allure plus franche de la circulation : la stase dans le système pulmonaire disparaît; le volume du foie diminue; l'état général s'améliore.

Nous voyons donc que, en dernière analyse, les effets de la gymnastique de résistance sont au point de vue du système circulatoire identiquement pareils à ceux des bains. Les deux éléments constitutifs du traitement de Schott concourent au même résultat. Ils répondent, en thèse générale, aux mêmes indications. Cependant, il ne faudrait pas toujours les mettre simultanément à contribution, ni employer indistinctement l'un ou l'autre de ces moyens. Pour tel cas d'insuffisance fonctionnelle du myocarde il sera utile de commencer la cure par une série de bains et de n'avoir recours aux exercices que quand le cœur aura reconquis une certaine force de résistance, car la pratique nous a appris que, entre les bains et les exercices gymnastiques, il y a une grande différence de degré d'action. Tandis que ceux-là agissent doucement et lentement, mais par contre plus longuement, les effets de ceux-ci sont plus intenses, plus brusques, mais de courte durée. S'agit-il, par exemple, d'une affection évoluant avec tension artérielle élevée, on se gardera bien de soumettre le sujet à des exercices gymnastiques qui pourraient brusquement porter la pression sanguine à des degrés incompatibles avec une bonne thérapeuthique.

. Nous n'hésitons pas à déclarer que le maniement des bains offre beaucoup moins de dangers que la gymnastique, toutes conditions étant égales et, si nous devons dire le fond de notre pensée, nous ajouterons que nous leur accordons notre préférence, non seulement à cause des qualités dont nous venons de parler, mais aussi pour cette raison majeure qu'en plus de leur heureuse influence sur la circulation, ils agissent très favorablement sur l'état général en activant vigoureusement les échanges des tissus. Ce n'est pas à dire que la gymnastique de résistance ne soit un excellent moyen thérapeutique, loin de là et nous relatons plus loin des observations probantes à cet égard, mais elle est d'un maniement plus délicat; le choix de cas appropriés à son emploi exige une grande expérience et elle présente en plus cet inconvénient que le médecin est souvent obligé d'assister aux premières séances pour se rendre compte de leur effet. Quelquefois même nous avons trouvé nécessaire de donner nous-mêmes les exercices pendant quelques jours afin de déterminer l'intensité de résistance compatible avec la force du cœur du malade.

CHAPITRE V

RÉGIME ALIMENTAIRE ET HYGIÈNE

Pendant toute la durée du traitement nous soumettons nos malades à un régime alimentaire abondant, fortifiant. Nous leur défendons l'usage d'aliments échauffants, excitants ou donnant lieu à production de gaz. C'est un fait d'observation courante que les cardiaques se plaignent très souvent de l'estomac. C'est pour cela que nous leur recommandons de petits repas, fréquemment pris et nous évitons ainsi de charger leur estomac, dont la plénitude retentirait fâcheusement sur le cœur et les poumons, soit en refoulant le diaphragme en haut et en faisant ainsi déplacer le cœur dans la même direction et en dehors, soit en agissant sur lui par l'intermédiaire de filets gastriques du pneumogastrique. En général, toute augmentation de la pression intra-abdominale est incompatible avec les états pathologiques qui nous intéressent ici. Combien d'attaques d'angines de poitrine, d'asthme cardiaque reconnaissent une indigestion pour cause ! J'ai été dernièrement témoin d'une brusque dilatation du cœur avec syncope grave survenue chez un angineux à la suite d'un repas copieux.

Pour la même raison nous recommandons à nos malades de boire très modérément aux repas.

Ici se pose la question : faut-il autoriser ou interdire les boissons alcooliques ? Je n'hésite pas à exclure du régime les boissons alcooliques mousseuses : les bières et le vin de Champagne auquel je n'ai recours que tout à fait exceptionnellement et à titre de stimulant énergique momentané. J'autorise, en revanche, les vins légers.

Des indications spéciales, dont on tiendra compte suivant les règles ordinaires, peuvent se présenter au point de vue du régime chez les diabétiques, les albuminuriques, les obèses, etc. Il ne faut toutefois pas perdre de vue qu'un cardiaque obèse ne peut être soumis à un régime rigoureux, qui est toujours débilitant.

Il me reste encore une recommandation hygiénique à faire. Elle pourrait paraître banale, mais elle est de la plus haute importance pratique; la négliger serait exposer les malades à des conséquences graves. Je veux parler des soins qu'ils doivent prendre pour se protéger contre les refroidissements. Nous avons dit qu'un des phénomènes importants du bain est de faciliter et d'entretenir la circulation périphérique du sang. Or un refroidissement du revêtement cutané du corps a pour conséquence immédiate d'annihiler cet effet du bain, sans parler des autres inconvénients. De là le conseil que nous donnons à nos malades de se couvrir de laine et de ne quitter l'appartement que quelque temps après le bain.

CHAPITRE VI

A. — Indications

Les indications du traitement balnéo-gymnastique ont subi le
sort commun à toutes les nouvelles médications. D'abord timi-
dement limitées aux formes récentes d'endocardite valvulaire,
elles ont été rapidement élargies à tout le domaine des affections chroniques du cœur et des vaisseaux. Il faut en rabattre ;
trop de zèle nuit. Le champ d'action de la nouvelle méthode est
suffisamment grand et point n'est besoin de la présenter comme
une panacée universelle, car, appliquée à bon escient, elle donne
des résultats supérieurs aux autres moyens jusqu'ici mis en
œuvre contre les mêmes maladies et, là même où ceux-ci ont
quelquefois échoué, la balnéation que nous préconisons a
eu à enregistrer encore des succès.

Mais si, d'un côté, il y a lieu de rappeler à la modération l'en-
thousiasme aveugle des médecins trop hardis, je dois, d'un
autre côté, dire que certains cliniciens en restreignent trop l'application et cela uniquement pour des raisons théoriques. Il a
été dit que les indications de la cure de Schott coïncident avec
celles de l'emploi de la digitale et que dans le cas où celle-ci
s'est montrée inefficace il fallait s'abstenir de la prescrire. Prise
à la lettre, cette affirmation est erronée. J'ai suivi de près différents malades qui ont bénéficié du traitement après avoir inu-
tilement pris la digitale. Dans d'autres circonstances j'ai vu le
« quinquina du cœur » développer son plein effet seulement,
après que les bains avaient préalablement fortifié le cœur.

Les affections justiciables du traitement par les bains et la gymnastique sont les suivantes :

En premier lieu il faut placer les *dilatations aiguës du cœur*. Nous comprenons dans cette catégorie les états pathologiques tels qu'ils se produisent souvent à la suite d'un effort violent chez des sujets dont le cœur est déjà atteint dans son intégrité quoique encore d'une façon latente, chez les goutteux par exemple, chez les tabagiques, les alcooliques et chez les artério-scléreux au début. Les fervents des sports athlétiques fournissent un contingent élevé de ces accidents : une course trop rapide à bicyclette, surtout si elle a lieu sur terrain accidenté ; une longue séance de natation, de foot-ball, ou de lawn-tennis, les ascensions de montagnes donnent lieu à la dilatation aiguë du cœur, même quand celui-ci est intact. Puis viennent les *dilatations chroniques du cœur*, que l'on rencontre soit liées à un vice valvulaire ou indépendamment de cette complication, soit à la suite d'une myocardite chronique, nicotique, alcoolique ou autre. Quelle que soit l'étiologie de ces états morbides, ils ont tous un caractère commun : l'insuffisance fonctionnelle du muscle cardiaque.

La *surcharge graisseuse du cœur* et la *dégénérescence de même nature* sont tributaires de la médication que nous préconisons. Ici, à côté de l'effet direct des bains sur l'organe central de la circulation, l'action du sel sur la nutrition en général se fait favorablement valoir.

Une des conséquences les plus fâcheuses des *maladies infectieuses en général*, de la fièvre typhoïde et de la scarlatine en particulier, est l'influence délétère des produits microbiens sur la fibre musculaire dn cœur. Dans la diphtérie, des cas de mort subite dus à cette cause ont été plus d'une fois constatés.

Depuis les épidémies d'*influenza* de ces dernières années nous avons eu souvent l'occasion d'observer de ces myocardites qui se sont bien trouvées du traitement dont nous parlons.

Parmi les *endocardites valvulaires* d'origine rhumatismale, celles de date récente sont les plus favorablement influencées. Même des cas, rares il est vrai, de guérison complète, anatomique ont été dûment constatés. Quant aux *formes chroniques*, avec insuffisance fonctionnelle du myocarde et plus tard avec asystolie, nous n'hésitons pas à les soumettre à la balnéation seule d'abord et aux exercices de résistance ensuite. Nous rapporterons dans la partie clinique de ce travail des observations qui ne laissent aucun doute sur la valeur de la méthode appliquée à ces affections.

Angine de poitrine. — On sait que le syndrome angine de poitrine est associé à divers états morbides du cœur, tels que la sclérose des artères coronaires, altérations du myocarde d'ordres très divers, intoxications nicotique et alcoolique, enfin la grande famille des affections nerveuses et vaso-motrices. Dans toutes ces maladies j'ai employé le traitement avec avantage.

J'ai eu l'occasion d'appliquer la cure de Schott à plusieurs cas de *bradycardie*, dont un a eu comme cause une attaque de grippe et se présentait sous la forme de bradycardie vraie, c'est-à-dire que le nombre de pulsations perçues à la radiale correspondait exactement au nombre de révolutions cardiaques. Parmi les autres bradycardies je ne citerai qu'un cas se rapportant à un homme atteint d'angine de poitrine coronarienne avec rythme couplé du cœur et un nombre de pulsations radiales égal à la moitié des révolutions cardiaques, auquel le traitement a été particulièrement utile.

Les *affections cardio-vasculaires d'origine goutteuse* sont également tributaires de la thérapeutique balnéo-mécanique, non pas qu'elle agisse d'une manière spécifique sur les produits pathologiques de la diathèse, mais bien sur les modifications que ceux-ci apportent dans la suite au fonctionnement du cœur. Les goutteux sont encore à un autre titre très favorablement influencés par les bains. On sait depuis les travaux de Bouchard que leur état pathologique est dû au ralentissement de la nutrition générale. Or nous avons montré que, parmi les effets puissants du traitement, le plus remarquable est justement l'accélération des échanges de tissus.

B. — CONTRE-INDICATIONS

Théoriquement, toutes les affections du système circulatoire dans lesquelles une augmentation de la tension artérielle serait susceptible de produire des effets nuisibles, devraient être exclues du traitement. Aussi Schott, au début, proscrivait-il sévèrement l'artério-sclérose et à plus forte raison l'anévrysme de l'aorte. Une réaction s'est produite plus tard ; on a reconnn que beaucoup de malades atteints de légères altérations vasculaires qui étaient venus à Nauheim pour d'autres affections concomitantes du cœur, non seulement n'éprouvèrent aucune aggravation de leur artério-sclérose, mais au contraire en retirèrent un certain profit. Nous estimons qu'un traitement bien conduit, duquel on aura surtout soin d'exclure l'emploi des exercices à cause de la brusque élévation de la pression qu'ils provoquent quelquefois, rendra de bons services au début de l'artério-sclérose. Il est clair, par contre, que les *degrés avancés de cette affection*, avec la friabilité des parois artérielles qui les caractérise, *ne peuvent être l'objet de ce traitement*.

Parmi les affections des reins, certaines formes, comme la néphrite aiguë et la sclérose rénale, sont contre-indiquées.

C'est également le cas pour le diabète grave avec affaiblissement général et artério-sclérose.

De différents côtés on a voulu trouver dans les deux âges extrêmes de la vie une contre-indication. Je ne puis admettre cette exception. J'ai vu à Nauheim de petits enfants retirer les meilleurs résultats du traitement. Quant à l'autre extrême de l'âge, je puis affirmer qu'une de mes clientes, âgée de quatre-vingt-deux ans, a pu accomplir un traitement de gymnastique de résistance avec un réel succès. Il s'agissait chez elle d'une faiblesse de cœur avec œdème et anasarque. C'est la malade dont nous avons publié (p. 62) les tracés sphygmographiques.

Une *contre-indication absolue* est donnée par les cas de *dégé-*

nérescences avancées du myocarde, par ces états pathologiques où le cœur est devenu incapable de réagir efficacement contre l'excitation qui sollicite ses contractions. Il est superflu d'insister à quel point le danger d'embolie ou d'apoplexie est ici imminent.

CHAPITRE VII

OBSERVATIONS CLINIQUES

Nous avons déjà eu précédemment l'occasion de dire que les observations que nous relatons ci-après ont été prises en partie à Nauheim même, où nous eûmes l'occasion de suivre certains malades pendant deux saisons consécutives, et en partie à Paris, sur les malades de notre clientèle que nous avons soumis au traitement par les bains artificiels.

Pour ne pas trop allonger ce travail nous nous bornons à ne publier qu'un nombre très restreint d'observations.

OBSERVATION I. — *Insuffisance mitrale. Hypertrophie et dilatation du cœur*.

Jeune homme de quatorze ans. Rachitisme dans l'enfance. Pendant l'hiver 1898-1899 a eu une attaque de rhumatisme articulaire aigu des pieds et des genoux qui a duré six mois. Bien portant de mars à juin 1899, il a été obligé à cette dernière date de garder le lit pendant quinze jours pour douleurs dans la région précordiale. En relevant de cette maladie, il se plaint de palpitations violentes qui se produisent pendant la marche. Dyspnée en montant l'escalier, dont l'ascension n'était possible qu'à la condition de s'effectuer très lentement et jusqu'au premier étage seulement ; œdème jusqu'aux genoux.

Au commencement du mois d'août, je vois le petit malade pour la première fois et je puis constater l'état suivant : Il se plaint de palpitations douloureuses qui l'empêchent de dormir. Pour trouver du repos, il a recours à des positions invraisemblables. La marche est pénible, donne rapidement lieu à essoufflement avec palpitations.

L'état général est misérable. Il y a œdème aux genoux. Face pâle ; lèvres, nez, livides. Les carotides, la sous-clavière droite, les radiales battent visiblement ; pulsation épigastrique. Toute la région précordiale est animée de mouvements violents en rapport avec le choc de la pointe. Celle-ci, diffuse, bat dans le sixième espace intercostal à trois travers de doigt en dehors de la ligne mamelonnaire verticale gauche. La main appliquée sur la région précordiale perçoit, au moment de la systole, un frémissement cataire très prononcé. L'aire de matité s'étend, à gauche, à trois travers de doigt en dehors du mamelon ; à droite, jusqu'au bord droit du sternum et en haut, jusqu'au milieu du deuxième espace intercostal.

Souffle systolique fort à la pointe ; le second bruit pulmonaire considérablement accentué.

Pouls, 112 à la minute, régulier, petit, souple. Pression artérielle à la radiale, 12 centimètres de mercure au sphygmomanomètre de Potain.

Le petit malade fait pendant tout le mois d'août le traitement par les bains salés légers, contenant au début 1 p. 100 de chlorure de sodium, puis 2 p. 100, et se terminant par quelques bains gazeux dilués. Pas d'exercices gymnastiques.

Etat du malade au 1er septembre 1899.

Une sédation très remarquable du système cardio-vasculaire nous frappe de prime abord et cela d'autant plus vivement que nous procédons à l'examen du malade dans des conditions défavorables, car nous le voyons au retour d'une assez longue promenade faite pendant la digestion du principal repas et au moment même où il vient de monter les deux étages de son appartement. Le petit malade a accompli cette ascension sans montrer aucune trace de dyspnée. Plus d'agitation de la région précordiale. On ne voit plus les artères battre. La pointe du cœur est au sixième espace intercostal, mais seulement à un centimètre en dehors de la ligne mamelonnaire verticale. La matité transversale du cœur a diminué de 3 centimètres environ, car à gauche elle ne dépasse plus la ligne mamelonnaire que de 2 centimètres, et à droite elle atteint la ligne médiane du sternum.

A l'auscultation, on constate les mêmes phénomènes qu'au commencement de la cure, avec cette différence cependant que le souffle systolique de la pointe est devenu plus doux.

Le pouls, 92, a baissé de 10 battements dans la minute. La pression artérielle est montée à 14 centimètres, en augmentation de 2 centimètres. L'œdème a disparu. L'état général est meilleur.

Ce qui caractérise principalement ce cas, c'est la sédation de tout le système circulatoire, la diminution de la dilatation du cœur et le rétablissement de la compensation qui commençait à fléchir.

OBSERVATION II

Nous joignons brièvement un second cas d'*insuffisance mitrale avec dilatation du ventricule gauche,* caractérisé par un grand éréthisme de l'appareil cardio-vasculaire. Il s'agit d'une jeune enfant de onze ans qui a eu, au mois d'avril 1897, une pneumonie grippale à la suite de laquelle le médecin de la famille avait constaté un souffle systolique à la pointe. Jusqu'au printemps de 1899 l'enfant s'est très bien portée et ne s'est pas plaint de son cœur. A cette date l'état général décline, la fillette devient pâle, se fatigue facilement ; le moindre mouvement provoque des palpitations.

État à la fin de juillet 1899. Le cœur bat violemment et soulève la région précordiale. La pointe bat visiblement sous le cinquième espace intercostal à un centimètre en dehors du mamelon. Souffle systolique doux à la pointe.

Pouls, 112, régulier, souple. Pression artérielle, 11 centimètres.

Le traitement se compose de bains seulement.

Le 20 août 1899, nous procédons à un nouvel examen et nous constatons que l'état général de la petite malade est parfait; la pâleur de la face a fait place à une coloration animée. La région précordiale ne présente plus l'agitation première. La pointe est remontée au quatrième espace intercostal en dedans de la mamelonnaire gauche.

Pouls, 84 à la minute, en diminution de 28 battements. Pression, 13 centimètres en augmentation de 2 centimètres sur le début du traitement.

OBSERVATION III. — *Insuffisance mitrale, à la période d'asystolie.*

Il s'agit d'une dame âgée de cinquante ans, souffrant depuis de longues années du cœur. Je la vois pour la première fois à la fin de novembre 1898 et je constate l'état suivant : facies mitral très prononcé, cyanose des lèvres, dyspnée permanente, même au repos, que la malade est obligée de garder presque continuellement, la marche lui étant devenue très pénible et produisant des palpitations avec accès d'étouffement. La malade tousse continuellement. L'hiver précédent, hémoptysie due à un infarctus; œdème des jambes ; foie congestionné.

La zone de matité précordiale s'étend à gauche, à trois travers de

doigt en dehors de la mamelonnaire verticale ; à droite, au delà du
sternum, en haut à la deuxième côte. La palpation est négative.
Souffle systolique à la pointe, le bruit diastolique assourdi ; le
deuxième bruit de la base accentué.

Pouls petit, mou, très irrégulier, 120 à la minute (fig. 65).

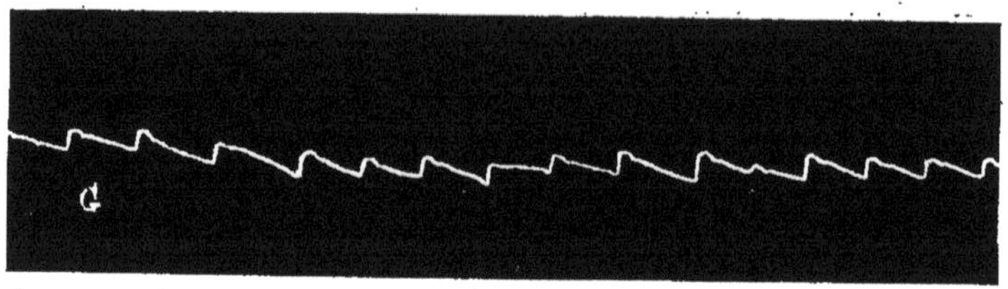

Fig. 68. — Avant le traitement, pouls, 120.

Devant la gravité de la situation, je ne puis me décider à confier
la malade à d'autres mains et j'administre moi-même les premières
séances de gymnastique de résistance. La malade les supporte très
bien : le pouls se relève ; la tension artérielle augmente visiblement,
la dyspnée diminue. Une aide-gymnaste continue le traitement à
raison d'une séance par jour. Je revois la malade immédiatement
après la vingtième séance et je trouve un changement remarquable
dans l'ensemble de son état. Elle commence à marcher sans grande
peine, elle tousse beaucoup moins. Le pouls est tombé à 48 dans
la minute, il est devenu parfaitement régulier (voy. tracé fig. 69).

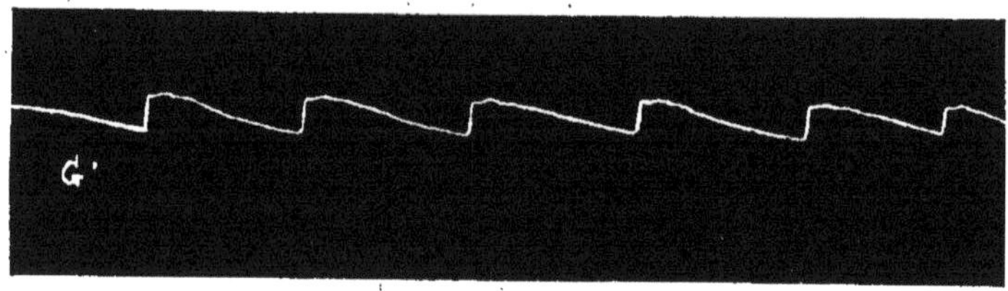

Fig. 69. — Après vingt séances de gymnastique, pouls, 48.

Après la 35e séance, nous prenons le tracé suivant (fig. 70) :
Le pouls est toujours à 48, la tension, artérielle s'est encore accrue,
le sphygmomanomètre de Potain indique 14 centimètres de mercure.
La malade fait sans difficulté des promenades de un kilomètre
environ, sans être essoufflée. La stase dans la petite circulation étant
disparue, la toux a complètement cessé ; plus de cyanose des lèvres.

Nous faisons encore continuer le traitement pendant une semaine et nous constatons alors 56 pulsations à la minute, avec une pression artérielle de 14 centimètres (voy. tracé fig. 71). La malade va tout à

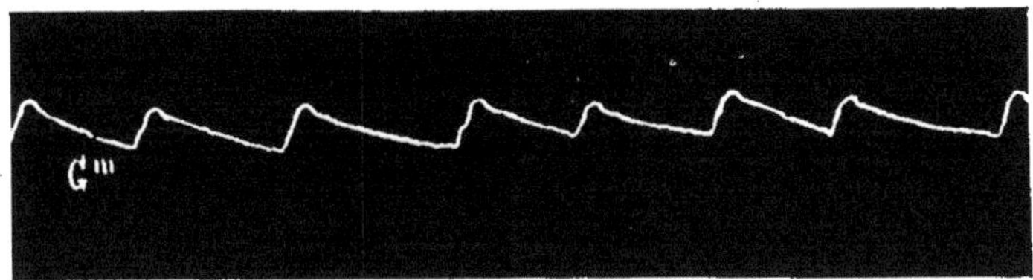

Fig. 70. — Après trente-cinq séances de gymnastique, pouls, 48.

fait bien, la compensation est rétablie ; elle ne tousse plus du tout, va et vient comme elle ne l'avait pas fait depuis plusieurs années,

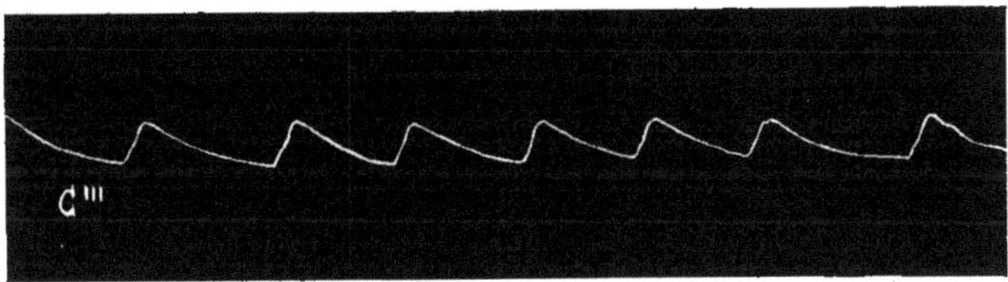

Fig. 71. — Après quarante-deux séances, pouls , 56.

sans se plaindre de quoi que ce soit. Les œdèmes des jambes ont disparu. L'auscultation des poumons ne révèle rien d'anormal. L'aire de matité précordiale a diminué dans le sens du diamètre transversal de plusieurs travers de doigt, la pointe bat faiblement au quatrième espace intercostal en dedans du mamelon gauche. Les signes stéthoscopiques sont restés les mêmes.

Voici donc un cas d'asystolie traité à Paris, uniquement par les mouvements de résistance, *à l'exclusion de tout autre moyen thérapeutique* et avec plein succès. Dans un laps de temps, relativement court de six semaines, la compensation a été complètement rétablie ; elle a résisté à une violente attaque de grippe à forme thoracique avec forte fièvre survenue un mois après et se maintient encore à l'heure présente, environ huit mois après la fin de la cure. Ce résultat thérapeutique est d'autant plus intéressant que le sujet de cette observation appartient à une famille médicale très distinguée et fut, pendant ces dernières années, soigné par un des plus illustres cliniciens du monde entier avec toute l'attention que comportait une vieille amitié qui le liait au père de la malade.

Toutes les ressources de la thérapeutique usuelle, mises en œuvre par lui, n'ont pu empêcher l'évolution rapide de la maladie, jusqu'à l'état extrême que nous avons décrit.

La malade, condamnée à passer le reste de son existence au lit, est tout heureuse du changement intervenu qui l'a rendue à l'existence.

OBSERVATION IV. — *Myocardite. Rétrécissement de l'orifice aortique. Insuffisance mitrale. Hypertrophie totale du cœur.*

Dame âgée de soixante-quatre ans. Au printemps de 1891, une attaque de rhumatisme articulaire aigu généralisé avec endocardite grave; les jambes, les bras et la face œdématiés; dyspnée; toux avec fréquents crachements de sang. La malade a gardé le lit pendant 14 semaines. On la transporte au mois de septembre de la même année à Nauheim où, vu la saison avancée, elle n'a pu prendre que 21 bains et quelques séances de mouvements. Elle en a cependant retiré quelque bénéfice en ce sens que les œdèmes avaient disparu.

Une deuxième cure est faite en 1895 avec un résultat suffisamment favorable pour permettre à la malade de rester chez elle pendant les années 1896 et 1897. L'hiver de cette dernière année, la malade fait une pneumonie qui retentit fâcheusement sur le cœur. Elle décide la malade à retourner à Nauheim.

Nous la voyons à la fin du mois de juillet 1898 et nous constatons ce qui suit :

Lèvres et nez cyanosés; figure pâle; dyspnée intense ; pouls très petit, irrégulier, variant entre 100 et 120 ; pointe imperceptible ; bruits sourds; souffles systoliques à la base et à la pointe très nets; cœur dilaté à droite de 2 1/2 à 3 centimètres, à gauche de plus de 3 centimètres en dehors de la mamelonnaire gauche ; le foie déborde les fausses côtes de 8 centimètres ; hypostase à la base des poumons ; râles sur toute l'étendue du thorax ; œdèmes au-dessus du genoux. Volume des urines de vingt-quatre heures 750 centimètres cubes, albuminurie. Marche péniblement et s'essouffle à la moindre montée.

Milieu de septembre 1898 : Les lèvres sont encore cyanosées, mais la figure commence à se colorer ; mouvements modérés ne produisent plus de dyspnée. Pouls encore petit, mais plus ample, irrégulier, 90-96. Œdèmes au-dessus des chevilles. Le foie déborde seulement de 3 centimètres. Le ventricule droit diminué de 1 centimètre 1/2. Pointe nettement perceptible au cinquième espace intercostal, à 2 centimètres en dehors de la mamelonnaire verticale. Bruits plus sonores ; souffles sans changements. Ce qui réjouit surtout la malade, c'est qu'elle peut marcher près d'une heure sur terrain plat sans être particulièrement gênée. L'ascension d'un escalier est encore très pénible. Etat général amélioré, ce dont elle se rend compte elle-même. Volume des urines monte à 1200-1400 centimètres cubes, trace d'albumine.

Juste une année après, nous retrouvons la malade dans l'état que voici :

Elle vient d'avoir une attaque d'influenza.

La région précordiale est animée de mouvements irréguliers. La zone de matité précordiale s'étend à gauche à un centimètre en dehors de la mamelonnaire verticale; en haut, au deuxième espace intercostal ; à droite, au bord droit du sternum. La pointe est au cinquième espace intercostal en dehors de la mamelonnaire.

L'auscultation révèle un souffle systolique à la pointe et à l'aorte, les bruits sont sourds ; le second pulmonaire accentué. Pouls irrégulier, tendu. Urine 1200-1600 centimètres cubes ; densité 1020, trace d'albumine. Foie augmenté.

En résumé, voici une malade qui est atteinte d'un vice valvulaire complexe, avec myocardite en pleine asystolie. Deux saisons suffisent pour rétablir l'équilibre circulatoire et pour lui permettre de passer deux années sans éprouver le besoin d'un traitement spécial. Une pneumonie rompt à nouveau la compensation, qu'une troisième saison rétablit et maintient jusqu'à cette date.

OBSERVATION V. — *Insuffisance mitrale. Rétrécissement mitral. Rétrécissement de l'aorte. Dilatation énorme du cœur. Asystolie.*

Homme de cinquante-sept ans. En 1893, le malade présente le tableau de l'asystolie arrivée au dernier degré d'intensité. En effet, la stase de la circulation a produit de l'ascite, de l'anasarque, de l'hydrothorax; le foie est énorme. La respiration n'était possible que dans la position assise, aussi le malade a-t-il passé six semaines dans son fauteuil sans le quitter autrement que pour la durée des bains. Une cure composée de bains et de mouvements est faite pendant deux mois, elle a pour résultat de rétablir l'équilibre circulatoire et de faire disparaître tous les épanchements séreux. L'amélioration est telle que le malade croit devoir se passer du traitement pendant l'année 1894.

L'hiver de cette année lui est cependant funeste. Une bronchite aiguë détruit complètement les avantages du premier traitement et l'asystolie reparaît. Digitale, calomel, thoracocentèse, ponction abdominale sont mis en œuvre, mais ne donnent que des résultats insuffisants et en tout cas très éphémères. Ce n'est qu'une cure balnéomécanique à Nauheim qui a de nouveau raison du cortège de phénomènes dont nous avons parlé plus haut et qui rétablit la compensation.

Nous avons examiné pour la première fois le malade au mois de juillet 1898 en présence des docteurs Thorne, de Londres, et Baldwin, de Rome, et voici ce que nous avons constaté : L'aire de matité précordiale dans le diamètre transversal à la hauteur des mamelons, dépasse la mamelonnaire gauche de 8 centimètres; à droite, elle déborde le sternum.

La pointe est à 6 centimètres au-dessous et en dehors du mamelon.

Les phénomènes stéthoscopiques sont : souffles présystolique et systolique à la pointe, dédoublement du bruit diastolique, souffle systolique à la base.

Arythmie; pouls petit, souple, irrégulier. Pas d'œdème ni d'anasarque. Le foie déborde les fausses côtes de 8 à 10 centimètres.

Cette année, nous avons revu ce malade. Il a passé un bon hiver, son état est sensiblement le même que l'année passée. Nous avons cependant décelé une petite collection liquide dans le péritoine. Pas d'œdèmes aux jambes.

Cette observation nous suggère la remarque suivante. En 1893, le malade après avoir épuisé toutes les ressources de la thérapeutique connues, était arrivé, semblait-il, à l'extrême limite d'un état pathologique compatible avec la vie. Or, grâce au traitement balnéo-mécanique, cet homme a non seulement obtenu jusqu'à ce jour une survie de sept ans, mais encore il va et vient, vaque à ses affaires, et a même pu entreprendre dernièrement un voyage de soixante-douze heures de chemin de

fer sans grande fatigue. Il n'est certes pas anatomiquement
guéri, il ne peut guère l'être, mais, au point de vue de la fonction, son cœur suffit à la tâche et permet au sujet de prendre
part à la vie de son entourage.

OBSERVATION VI. — *Rétrécissement de l'orifice ventriculo-auriculaire
gauche. Dilatation du ventricule droit.*

Homme de trente-cinq ans. Rhumatisme articulaire aigu pendant
la seconde enfance — il en est résulté un vice du cœur qui l'a fait
exempter du service militaire. — Il y a trois ans, à la suite de fati-
gues réitérées, la décompensation se fait et le malade arrive rapidement à l'asystolie; la marche devient absolument impossible. Tous
les moyens thérapeutiques usuels échouent.

Une cure de quatre semaines améliore la situation à un tel point
que le malade peut faire un kilomètre de chemin seulement avec
deux intervalles de repos de quelques minutes chacun.

Nous avons vu le malade l'année dernière pendant qu'il accom-
plissait sa troisième saison. Nous lui avons trouvé un cœur modérément dilaté dans ses compartiments droits (la limite dépasse la
ligne médiane du sternum de 5 centimètres), et légèrement hyper-
trophié à gauche. Pouls 98, irrégulier, petit. L'état général est tout
à fait satisfaisant. Le malade se considère comme guéri.

OBSERVATION VII. — *Insuffisance aortique. Hypertrophie
et dilatation gauche.*

Homme de trente ans. Rhumatisme articulaire aigu à l'âge de dix-
neuf ans. Trois ans après, décompensation, dyspnée, impossibilité de
marcher; se sert d'une chaise roulante; œdème; foie très gros; dilatation énorme du ventricule gauche; albuminurie légère. A la suite
de la deuxième cure la compensation est rétablie.

Pour se rendre compte du degré de résistance dont son cœur était
capable et s'assurer ainsi de la solidité de sa guérison en vue d'un
mariage projeté, le malade s'est soumis à des épreuves folles. Il se
donnait les émotions les plus violentes et passait des nuits blanches
autour du tapis vert. Il se livrait à des orgies et à des excès bachi-
ques, en un mot à un régime insensé, dont il est sorti sans avoir
subi de dommages apparents du côté de l'organe de la circulation.
car, quand quelques mois après nous vîmes le sujet, la compensation
était restée parfaite. La matité dans la ligne transversale à la hau-

teur des mamelons était de 14 centimètres, dépassant le mamelon gauche d'un bon centimètre. Pouls de Corrigan ; pouls capillaire. Est venu à Nauheim seulement parce qu'il craignait les conséquences d'une grippe qu'il venait de subir.

Passons maintenant aux affections myocardiques.

OBSERVATION VIII. — *Surcharge graisseuse du cœur.*
Polysarcie généralisée.

X..., âgée de quarante-cinq ans. Pas d'antécédents pathologiques. Difficulté de marcher, surtout l'ascension des escaliers est pénible et produit des palpitations avec dyspnée violente. La circulation périphérique est défectueuse, les lèvres sont livides, les extrémités froides. L'auscultation révèle des bruits légèrement assourdis.

La malade fait chez elle, à Paris, un traitement balnéo-gymnastique avec le meilleur résultat, tant au point de vue de la régularisation de la circulation périphérique qu'au point de vue de la diminution du poids qui atteint 6 kilogrammes en deux mois sans régime spécial. Mais où l'amélioration est surtout remarquable, c'est dans la respiration et dans la marche. La malade dit qu'elle respire maintenant librement, qu'elle éprouve comme si on lui avait enlevé « un poids de dessus la poitrine ». Marche sans fatigue pendant trois heures.

OBSERVATION IX. — *Surcharge graisseuse du cœur avec accès*
angineux. Nervosisme.

X..., homme de cinquante ans, petit, obèse. A l'âge de vingt ans, fièvre typhoïde. S'est très bien porté jusqu'à l'année dernière où il s'était aperçu que la marche l'essoufflait. Rapidement le mal augmente ; car, même dans la position assise, il se plaint de dyspnée. Après la plus légère fatigue corporelle ou à la suite d'une émotion, des douleurs lui traversent la poitrine de part en part accompagnées d'angor et d'irradiation jusqu'au coude tantôt dans un bras, tantôt dans l'autre. Quelquefois le malade se plaint de légers vertiges. Une première cure thermale fait disparaître complètement la dyspnée, mais les douleurs précordiales reviennent de temps à autre sans être toutefois accompagnées d'angoisse. Au printemps de 1899, les mêmes phénomènes pathologiques persistent quoique diminués d'intensité. Le malade retourne à Nauheim. Nous l'y examinons fin juillet et trouvons les limites du cœur normales, les bruits affaiblis, mais parfaitement distincts.

Pouls petit, régulier, souple, 78 à la minute. Tension artérielle, 16 centimètres. Vers le milieu de septembre le malade quitte la station complètement guéri de ses douleurs précordiales.

OBSERVATION X. — *Angine de poitrine vraie. Artério-sclérose généralisée. Myocardite, insuffisance relative de la mitrale.*

Homme de cinquante-trois ans, goutteux, fumeur. Au mois de février de cette année, une violente attaque d'angine de poitrine avec apnée et crachements de sang. Au mois de juin, deuxième attaque d'angine aussi violente que la première, dura une heure et s'accompagnait d'étouffement et d'expectoration d'une mousse sanguinolente; œdème pulmonaire suraigu. A l'examen, nous nous trouvons en face d'un homme dont les traits expriment une grande crainte. Le moindre mouvement provoque de la dyspnée, de l'oppression précordiale et une attaque d'angor. Le cœur est dilaté à gauche de 4 centimètres 1/2 au delà de mamelon; à droite, de 3 centimètres du bord droit du sternum. Les bruits sont sourds, il n'y a pas de souffle. Le pouls est de 80, mais toute tentative de marche le fait monter à 120. Foie modérément augmenté de volume. Les jambes sont œdématiées le soir. Il y a légère albuminurie.

Les quinze premiers bains produisent une diminution de la dyspnée, le pouls devient plus ample. Nous constatons exceptionnellement que la dilatation du ventricule gauche rétrocède, tandis que celle du cœur droit persiste à cause d'une bronchite aiguë survenue pendant le traitement. Les mouvements thérapeutiques sont alors appliqués.

Après quatre semaines, l'albuminurie disparaît en même temps que les œdèmes; le malade commence à marcher; les accès angineux sont maintenant beaucoup moins douloureux. Le pouls est ample, fort, 70 à 80. Tout à coup le malade est pris d'une attaque de podagra, sans fièvre. Le cœur se dilate de nouveau légèrement sans que la dyspnée augmente. Cet accident oblige le malade à interrompre la cure pendant une quinzaine de jours. Passé ce temps, il reprend les bains et la gymnastique qui, en huit jours de temps, font disparaître complètement la dilatation gauche; celle de droite montre une diminution appréciable.

A la fin de la deuxième période du traitement, nous trouvons la pointe au quatrième espace intercostal en dedans du mamelon; la limite droite de la matité précordiale atteint seulement la ligne médiane du sternum.

Depuis plusieurs semaines, aucune attaque d'angine n'est apparue, bien que le malade ait quotidiennement fait de longues promenades, quelquefois de trois heures de durée. L'ascension d'une montagne de 160 mètres d'altitude n'a point fatigué le malade dont l'état général est tout à fait satisfaisant.

OBSERVATION XI. — *Myocardite scléreuse à forme arythmique.*

Il s'agit d'un homme âgé de quarante-cinq ans, goutteux, qui a toujours mené une existence fastueuse et faisait un abus énorme de cigares. A part quelques vagues douleurs sciatiques, il s'est toujours bien porté. La maladie actuelle s'est subitement déclarée à la suite d'une longue séance de natation. Le médecin appelé alors constata une dilatation du cœur avec arythmie qui ne dura que quelques jours et fut suivie d'une période de deux années pendant lesquelles le malade fut indemne. Brusquement, en 1896, à la suite d'un dîner copieux, une nouvelle attaque se produit. Nous le voyons à cette époque et trouvons une dilatation du cœur gauche dépassant de 3 centimètres le mamelon. Les bruits sont assourdis. Le pouls est excessivement irrégulier, petit, difficile à palper à droite et presque imperceptible à gauche. Pendant deux années consécutives, nous avons mis en œuvre tous les moyens thérapeutiques et hygiéniques; nous avons décidé le malade à cesser complètement de fumer, sans qu'il nous fut donné de constater le moindre effet favorable sur le cœur. C'est alors, en 1898, que nous nous décidons à envoyer le malade à Nauheim. Il y fit une longue saison de bains et de gymnastique avec les résultats suivants : la dilatation du cœur a presque entièrement disparu, le pouls radial est devenu beaucoup plus ample et facilement accessible à la palpation, de plus, il s'est relativement très régularisé.

Voici les trois tracés sphygmographiques qui rendent compte des changements intervenus :

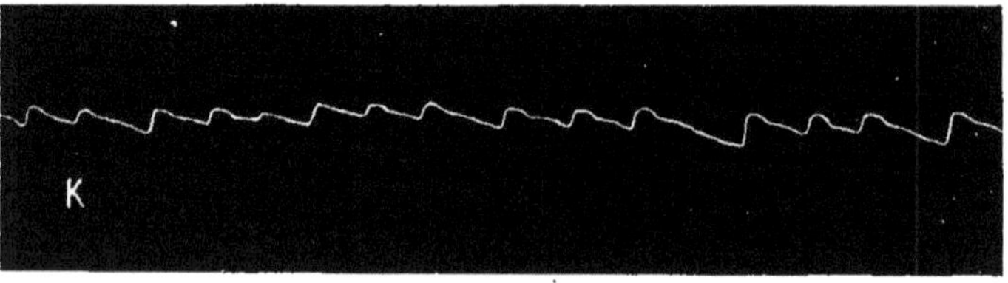

Fig. 72. — Pris avant la cure.

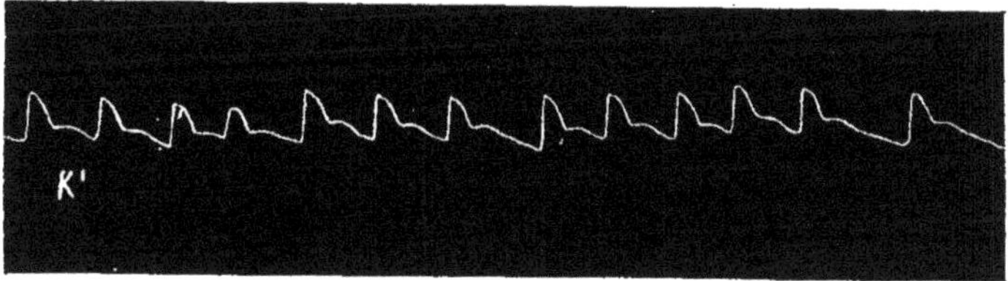

Fig. 73. — Deux mois après la cure.

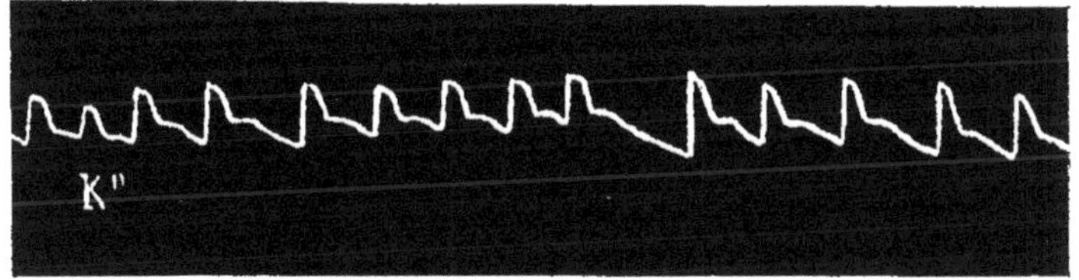

Fig. 74. — Pris trois mois après la cure.

Ces résultats éminemment favorables se sont maintenus, durant l'hiver et le printemps suivant, époque pendant laquelle nous avons fait continuer les exercices de résistance seulement. Cet été, le malade a fait une deuxième cure complète. Maintenant les limites de la matité précordiale sont normales; le volume des radiales s'est accru au point de rendre visibles à l'œil nu les pulsations, qui ne sont cependant pas encore absolument régulières. Parallèlement avec les modifications du système circulatoire, se produit un changement complet dans l'état général : le facies du malade s'est modifié du tout au tout, de long qu'il était avant le traitement balnéo-mécanique, il est devenu rond, les traits affaissés s'étant relevés ; la pâleur grisâtre a fait place à une coloration normale. Aussi le malade se considère-t-il guéri.

OBSERVATION XII. — *Angine de poitrine coronarienne. Dégénérescence du myocarde, forme syncopale.*

Il s'agit d'un homme de cinquante-six ans, rhumatisant, très sobre à tous les points de vue, que nous suivons depuis 1896. A cette date il s'est plaint de douleurs précordiales avec irradiations dans le bras gauche jusqu'au petit doigt, douleurs qui le surprenaient pendant la marche et l'obligeaient à s'arrêter toutes les quelques minutes.

Dyspnée au plus léger effort musculaire ; œdème aux pourtours des malléoles. Le malade va en s'affaiblissant de plus en plus, il est finalement obligé d'abandonner la direction d'une assez importante entreprise commerciale. En fait de thérapeutique, le malade ne s'était pas contenté de mes soins et a eu, à plusieurs reprises, recours aux avis autorisés de MM. Huchard et Landouzy.

L'état du malade n'était déjà pas brillant quand, à l'automne de l'année dernière, il fut pris, à la suite d'un repas, d'une syncope profonde, suivie d'un état d'hébétude avec perte de mémoire. Aux questions qu'on lui pose, il répond, après un long intervalle, par oui et non. Le cœur est considérablement dilaté à gauche (6 centimètres au dehors du mamelon) ; la pointe, diffuse, bat très faiblement dans le cinquième espace intercostal, les bruits y sont sourds, le rythme est couplé, 80 révolutions à la minute ; à la base, le bruit systolique est à peine perceptible.

Le pouls est souple, lent, 40 dans la minute, ce qui équivaut juste à la moitié des révolutions cardiaques, la systole du premier élément du couple étant seule assez forte pour amener un soulèvement pulsatoire de la radiale.

Vingt-cinq centigrammes de feuilles de digitale en infusion font remonter le pouls à 60, avec deux intermittences dans la minute. L'hébétude diminue progressivement et disparaît après trois autres prises de digitale. En même temps, la dilatation du cœur a diminué ; le bord gauche se rapproche de la mamelonnaire verticale à un travers de doigt.

Huit jours après l'accident, nous constatons une nouvelle diminution de volume du cœur, dont le bord gauche est au mamelon. Le rythme couplé se produit seulement une à deux fois dans la minute ; l'état général est satisfaisant, l'état mental redevenu normal.

Mais cette amélioration est de courte durée, car deux jours après (et quinze jours après la première syncope), le malade a une rechute ; son état devient très alarmant. Le cœur est de nouveau très dilaté (2 travers de doigt à gauche du mamelon), les bruits très faibles, le pouls, 58, très irrégulier. Nous avons recours aux injections souscutanées d'éther, de caféine, d'huile camphrée et, aussitôt le malade revenu de cette formidable alerte, nous commençons, vu la gravité du cas, à lui administrer nous-même les premières séances d'exercices, et nous les faisons ensuite continuer pendant un mois par un gymnaste. Examinant alors le malade, nous constatons que le cœur a rétrocédé aux limites normales. Pouls, 60, avec deux intermittences dans la minute. Itérativement, mentionnons qu'un léger accident stomacal qui s'est produit au début des exercices a eu cer-

tainement pour cause un déploiement de trop de zèle de la part de
l'aide-gymnaste.

Au printemps, nous avons soumis notre client à une série de
vingt-cinq bains artificiels qu'il a pris chez lui, à Paris, sans le moindre
inconvénient et qui ont eu pour résultat de maintenir le cœur dans
les limites normales et de permettre au malade de reprendre la
direction complète et active de ses affaires. Depuis bientôt un an le
malade n'a plus eu d'accès d'angine ; il va et vient, fait des promenades sans aucune difficulté. L'été et l'automne dernier se sont
passés dans les meilleures conditions ; ni attaque d'angine, ni
syncope, ni vomissements.

Cette observation est très instructive à plusieurs points de
vue. Sans insister sur l'inefficacité de la thérapeutique à coup
sûr classique, elle nous permet de faire une comparaison entre
l'effet de la digitale et l'effet du traitement balnéo-mécanique.
La première a rapidement raison de la dilatation aiguë et du
rythme couplé du cœur, mais si son action est prompte, elle
n'est point durable, car, quinze jours à peine après son emploi,
l'état du malade est de nouveau très mauvais, pire même qu'auparavant. Au contraire, les exercices d'abord, les bains ensuite,
non seulement maintiennent jusqu'à présent pendant une
année, le cœur rétracté et préviennent le retour des états syn-
copaux qui mettaient la vie du malade en danger, mais ont
encore eu ce résultat extraordinaire de faire cesser les attaques
d'angine de poitrine et d'établir un état de santé suffisamment
bon pour permettre au sujet de reprendre sans inconvénient ses
occupations qui ne laissent pas d'être absorbantes.

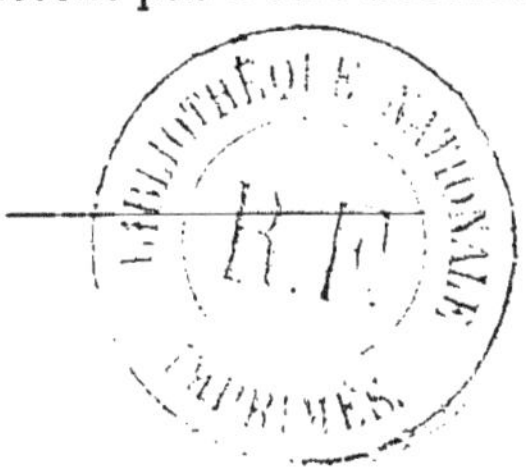

TABLE DES MATIÈRES

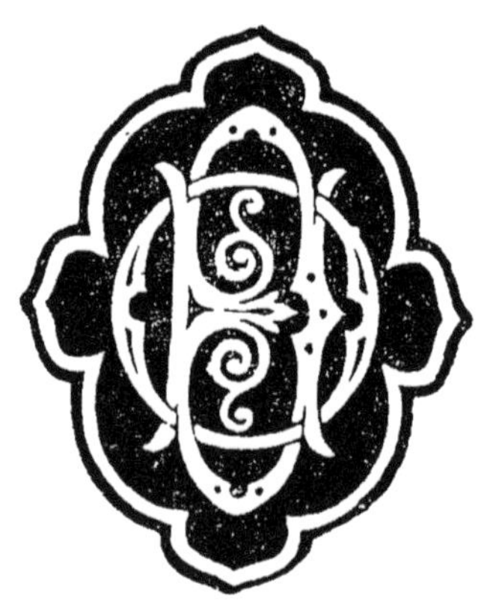